Una Guía para Sobrevivir el Divorcio Para hombres

Cómo Hacerle Frente & Seguir Adelante Con Su Vida

Por R.L. Blackwood

VAMPA MEDIA PRODUCTIONS

Aviso Legal

Esta publicación proporciona información sobre el divorcio e incluye referencias a ciertos principios legales y contables. A pesar de que el autor y el publicista consideran que la información incluida es precisa y útil, ninguna parte del contenido de esta publicación puede ser considerada como consejo profesional en ningún asunto legal o contable. Usted debe consultar a un abogado o contador certificado si usted requiere consejo profesional apropiado a su situación particular.

" El hombre paciente es muy inteligente;
El hombre que se enoja fácilmente es un necio."

Proverbios 14:29

Introducción

He trabajado como cantinero y he escrito este libro en mi tiempo libre después de que finalizó mi divorcio. No voy a entrar en detalles específicos con respecto a mi divorcio. Solo es necesario que usted sepa que en mi divorcio hubo de todo. Infidelidad, embarazo, deudas, pleitos por propiedades, incompetencia de abogados, pensamientos de suicidio, miseria, dolor, soledad, aislamiento, ayuda, recuperación y redención.

Caminé un camino dolorosamente solitario por un largo tiempo para superar mi divorcio. Trabajé duro en recuperarme y perdonar y tratar de componer mi vida. Sinceramente, creo que hice un buen trabajo. Tuve mucha ayuda y todavía tengo muchas cicatrices. Sin embargo, estoy aquí, vivo, todavía puedo mirarme a los ojos en el espejo y no he perdido el respeto por mí mismo ni la capacidad de amar a otra persona. Yo llamo a esto mi victoria.

Algo extraño me pasó la noche antes de mi audiencia final de divorcio. Estaba trabajando y un hombre solitario estuvo pasando el rato en el bar toda la noche. Hablaba con algunas personas, bebía, se mantenía ocupado con juegos, etc. Finalmente, casi para cerrar, cuando estábamos solos él y yo, se sentó en la barra. A veces se espera que un cantinero platique con los clientes para romper el silencio. Esta fue una de esas veces.

Empecé a platicar con él. Sin sentido en un principio, como una conversación en la que usted se involucraría con un cajero en una tienda de autoservicio. Nada especial. Entonces, sin ninguna razón, él decidió confiarme sus problemas. Esto sucede frecuentemente en un bar. Me contó sobre su divorcio, sobre cómo ya no vivía en su casa. Me contó sobre lo mucho que extrañaba a sus hijos y me dijo que no podía dormir.

Puedo decirle ahora, que este fue uno de esos momentos extraños en mi vida cuando la piel se le pone chinita y, por alguna razón siente uno que estás exactamente donde debe estar. Yo sabía exactamente por lo que este hombre estaba pasando. Yo me salí de mi casa y viví solo de una maleta. Lloraba hasta quedarme dormido. Me quedaba viendo el techo hasta las primeras horas de la mañana rezando por perder el conocimiento por algunas horas. He sido torturado por la idea de saber a mi esposa en los brazos de otro hombre. Sabía en dónde estaba ese hombre. No pude evitarlo y rompí mi propia regla y empecé a hablar personalmente con el hombre.

Le dije por lo que yo había pasado. Le di consejos que me habían ayudado a dormir durante la noche. Le dije dónde había dormido cuando no podía soportar el estar solo en mi casa tan grande y tan vacía. Me abrí a él abierta y honestamente, con la esperanza de que él sintiera que no estaba solo.

Me hizo muchas preguntas y me dijo cosas que y pensé que solo a mi me habían pasado por la cabeza hacía muchos meses. Pude ver que el estaba pasando por el mismo camino que yo había caminado anteriormente. Hablamos hasta después de haber cerrado el negocio y al final nos despedimos con un apretón de manos. Para mi fue una buena noche. Sentí que me había levantado y había hecho una pequeña diferencia en la vida de otro hombre. Se siente bien.

Esto me estuvo dando vueltas en la cabeza por varios días y no podía quitarme de encima el sentimiento de que podía hacer más. Había ayudado a este hombre, pero quería ayudar a otros también. Nadie debería vivir solo en la noche tratando de pensar en razones para no quitarse la vida. Por otro lado nadie debería sentir que solo son ellos los únicos que están teniendo, o que van a pasar por el infierno que es un divorcio. También quería brindar un poco de esperanza al final del proceso de divorcio a las vidas de aquellos que están empezando el proceso. Lo he vivido de principio a final. Aunque no soy un experto, ciertamente siento que poseo algunas perlas de sabiduría que quiero compartir.

Es por esto que escribí este libro. Es un intento de hacer oír mi voz, para que mi experiencia y quizás mi esperanza llegue hasta todos esos hombres que están sufriendo, pasando por la agonía que es una crisis de divorcio. Espero sinceramente que este libro les ayude en alguna forma. Siento mucho que usted esté en donde yo estuve. Solo puedo decirle que salí con cicatrices. Salí adelante y usted puede también salir adelante. Si hace el trabajo para recuperarse, usted también va a sobrevivir.

Quiero hacer notar que este libro está dirigido a una audiencia masculina. Quiero hacer notar que durante mi divorcio, no odié a las mujeres. Al contrario. Muchas de las personas que más me ayudaron en este proceso fueron mujeres y les tengo un gran cariño a todas ellas. La razón por la que escogí escribir este libro desde un punto de vista masculino es simplemente porque soy un hombre. Honestamente, no me siento seguro de poder capturar el divorcio desde la perspectiva de una mujer para hacerle suficiente justicia. Así que decidí evitar el reto. Espero que no piensen menos de mi por mi renuencia.
Esto no significa que este libro no pueda ayudar a las mujeres. Al contrario, puede ser de mucha ayuda. Solo tengan en cuenta que favorece a la audiencia masculina.

Bueno, eso es todo lo que puedo decir en esta introducción. Me gustaría agradecerle a ese hombre anónimo el haberme inspirado para realizar este trabajo. Nunca supe cómo salieron las cosas al final, pero sinceramente espero que hayan sido de la mejor manera.

R.L. Blackwood

Capítulo 1
La Clasificación

Cuando una persona entra por primera vez a emergencias en un hospital, después de sufrir algún tipo de traumatismo, los profesionales médicos realizan lo que se conoce como triaje o clasificación.

El triaje/clasificación es un tipo de análisis que ayuda a los doctores a determinar aquellos problemas que requieren prioridad en atención inmediata. Por ejemplo, si un hombre es llevado por un ataque cardiaco y cáncer, los doctores van a solucionar primero el problema del ataque cardiaco. Ambos problemas pueden ser fatales a la larga, pero el cáncer va a matarlo lentamente mientras que un ataque cardiaco puede matar en tan solo unos minutos.

Cuando usted está pasando por una crisis de divorcio, usted está experimentando un trauma real y verdadero y el aplicar un triaje/clasificación puede ayudar. Su preocupación más inmediata, al igual que la de los doctores, es estabilizar la situación. En el caso de un divorcio, "la situación" es su propia vida y su estado emocional.

Esta debe de ser su primer objetivo para sobrevivir su crisis y empezar a sanar. Usted necesita "estabilizar" su vida lo suficiente para poder lidiar con todos los otros retos que vienen después y para que no lo agobien.

Este capítulo le va a presentar algunas ideas que fueron increíblemente beneficiosas para mi durante mi crisis. Algunas de estas ideas y conceptos pueden parecer sermones o clichés o realmente tontas. Algunas de ellas me parecieron lo mismo cuando estaba en las primeras fases de mi crisis de divorcio. Sin embargo mantuve una mente abierta y continué considerándolas y reflexionando en ellas, y con el tiempo todas vinieron a ser de utilidad para ayudarme a estabilizar mi estado emocional y mi vida lo suficiente para poder tener la capacidad para afrontar los otros obstáculos que tenía enfrente de mi. Se los presento ahora con la esperanza de que también lo ayuden de la misma manera que a mi.

Definiendo una Crisis de Divorcio

Una crisis de divorcio, para los propósitos de este libro, es el tiempo en el cual su matrimonio empieza por primera vez a ser amenazado por algo que puede romperlo por completo y llevarlo hasta la audiencia final de divorcio y aún más allá. Cuando llegue a su fin, es realmente una decisión personal.

Quiero hacer notar en este momento, para que no haya confusión, que siempre he estado contra el hecho de que un matrimonio termine en divorcio. Es una situación triste y trágica. Usted siempre debe considerar el divorcio como la última medida. Las heridas que deja el divorcio pueden ser muy difíciles de sanar.

Con la ayuda de un consejero, siempre que sea posible, usted debería trabajar hacia la comunicación, transparencia, comprensión, aprobación, perdón y reconciliación. Sin embargo hay ocasiones en las que esto no se da. El resto de este libro está escrito para aquellos para quienes la reconciliación no se ha dado.

Si usted es, o usted teme que vaya a ser uno de los no afortunados, por favor continúe leyendo. Tiene delante de usted un camino doloroso, pero sinceramente creo que este libro puede ayudarlo en su camino.

"Tengo Fe En Que Las Cosas Van A Salir Bien"

Esta es una de las secciones que pueden sonar como un poco tipo cliché, pero es en mi opinión la sección más importante en este libro y una que usted no debe olvidar.

No importa en que fase se encuentre usted de su crisis de divorcio, usted necesita aceptar y reforzar en su mente, que las cosas van a salir bien. Usted necesita crear y alimentar su fe con respecto a este concepto. Puede que le parezca imposible en este momento. Me pareció lo mismo cuando me hablaron sobre esta idea. Hasta me reí hasta que las lagrimas se me salieron. Sin embargo, ya que había tocado fondo, decidí que no tenía nada que perder.

No lo creí en un principio, pero quería creerlo. Lo necesitaba muchísimo. Así que lo que hice es repetirme el encabezado de esta sección. Y lo hice constantemente. Lo repetía cuando estaba agobiado con mis emociones durante el trabajo o cuando estaba acostado en mi cama tratando de dormir solo. Lo repetía cuando estaba triste y vacío. Tan solo seguía repitiéndomelo a mi mismo. Fue mi mantra. Algunas veces cuando me daba vueltas la cabeza y no me podía dormir, solo continuaba repitiéndomelo a mi mismo como si fuera una especie de sonido de fondo que ahogaba todo lo demás. Eventualmente me quedaba dormido.

Puede que usted no crea que todas las cosas van a estar bien. Puede que haya momentos más adelante dolorosos y retadores, pero usted va a encontrar que, conforme pasa el tiempo, la vida mejora gradualmente conforme el tiempo cura las heridas que ha sufrido. La vida encontrará su cauce normal. Conforme usted continúe repitiéndose este mantra a sí mismo, con fe, eventualmente usted empezará a ver la verdad en él, en la manera en que su situación mejora en su vida. Trátelo. No se va a arrepentir, y será su primer paso hacia su curación.

Su Vida No Ha Terminado

Cuando mi esposa me dijo por primera vez que quería el divorcio, me volví loco. Sentí como si toda mi vida se estrellara y que todo había terminado para mi. Era un perdedor y nunca lograría nada. Esencialmente, me sentía tan mal conmigo mismo como me era posible. Me estaba ahogando en autocompasión con pensamientos ocasionales de suicidio. No era un buen lugar en el cual estar.

Nadie quiere encontrarse a sí mismo en un lugar como este. Este es un miedo que todos compartimos. Sin embargo, he encontrado que la vida tiene una forma divertida de resolverse. Encontrarse en un lugar oscuro es realmente una oportunidad para comenzar a caminar hacia la luz.

Ahora, esta última parte pude sonar como un pequeño sermón. Y no voy a decir que no lo es. Pero un sermón es frecuentemente lo que usted necesita cuando está enfrentando el divorcio por primera vez. El hecho de que es verdad, también es importante.

Cuando caemos hasta el fondo, y nos damos cuenta de que probablemente hemos cometido algunos grandes errores, y nos enfrentamos a desgracias, nos encontramos en un lugar muy especial. Tenemos la oportunidad de ver nuestra vidas sin lentes color de rosa. Vemos lo que realmente somos y de lo que realmente estamos hechos. Esto nos da la oportunidad de mejorarnos y de crecer como personas. Esta es una experiencia dolorosa pero inmensamente gratificante.

Usted puede sentir que su vida ha terminado. Sin embrago, no es así. Siento que, a pesar de lo doloroso que fue mi divorcio, crecí como persona a partir de este evento. Salí del otro lado con perspectivas y revalorizaciones que nunca antes hubiera encontrado sin él. Por último, y aunque suene raro, soy más feliz ahora de lo que nunca antes había sido. Sin mi divorcio, eso tambíén habría sido imposible.

Cada Día Estará Un Poco Mejor

En los primeros días de mi divorcio, pasaba por momentos entre la miseria y el coraje. Estaba herido y estaba muy enojado por haber sido herido. Emocionalmente era un desastre y mi corazón iba de un extremo negativo al otro. Nunca hubiera creído en el título de esta sección si alguien me lo hubiera dicho. Y usted probablemente tampoco si está leyendo ahora esto.

Bueno, al final, no hubiera importado si lo hubiera creído en ese momento. Lo tengo claro ahora. Y usted también lo va a ver claro. Al final, el dolor decrece, el divorcio finaliza o el matrimonio se reconcilia y usted queda con la oportunidad de reconstruir su vida. En algunos casos, puede ser mejor de lo que fue antes. Confíe en mi. Repítase esto todos los días cuando sienta que es muy duro y tiene que seguir adelante. Tenga fe en esto. Usted lo verá pronto por sí mismo si tan solo sigue adelante.

Pensamientos De Suicidio

Si a un hombre le disparan en los intestinos y muere por la herida, nadie se sorprende. Lo mismo puede decirse de un sinnúmero de heridas físicas. Estas heridas emocionales, de igual forma, si no son tratadas con cuidado, pueden dejar a una persona lisiada de por vida.

Lo mismo puede ser definitivamente dicho sobe las heridas emocionales causadas por el divorcio y la infidelidad. Conozco a hombres que siguen estando lisiados a partir de su divorcio. Se ven físicamente completos y pueden andar por todos lados pero nunca han podido sanar emocionalmente, y probablemente hasta hayan perdido su habilidad para amar. De hecho van cojeando por la vida.

No soy uno de estos, pero las heridas emocionales que recibí me llevaron hasta el punto en el que me senté en mi mesa con una pistola cargada en mi mano considerando si debía o no quitarme la vida. Estuve muy cerca de la muerte me mantuve ahí por un largo tiempo, solo pensando, tratando de decidir entre la vida y la muerte. No estoy orgulloso de este momento, y solo me puedo culpar a mi mismo, pero no voy a pretender que no sucedió o que las heridas emocionales que recibí casi terminaron con mi vida.

Los pensamientos de suicidio son muy comunes en un divorcio. Se deslizaron en mí mente durante mucho tiempo en las largas y oscuras horas de la noche. Luché contra ellas todo el tiempo, pero vivía con el temor del momento en el que estuviera demasiado cansado para luchar. Tomé ciertos paso que me ayudarían por si acaso.

En primer lugar, dormía con un teléfono junto a la cama y tenía programados los números telefónicos de dos líneas de acceso directo contra el suicidio.

Solo por si una estaba ocupada. Pensé que no era mala idea tener uno de respaldo. Afortunadamente, estos números no son difíciles de encontrar. En mi área, uno es ofrecido por el condado. Otro también es ofrecido a través de mi EAP (que será discutido más adelante).

En segundo lugar, ya que soy el propietario de armas de fuego, saqué todas las armas de mi casa. Había de todos modos muchas cosas con las que podía hacerme daño, pero por lo menos me privaba de la conveniencia de un arma de fuego.

En tercer lugar, reconocí que los pensamientos de suicidio eran de hecho una emergencia médica. Después de la primera vez con un arma, juré que antes de llegar otra vez a ese punto, iría a la sala de emergencias de mi hospital local. Hasta manejé hasta ahí en una ocasión solo para asegurarme de que sabía cómo llegar. Nunca usé esta opción, pero me preparé a mi mismo por si algún día lo necesitaba.

Los profesionales de la Sala de Emergencias considerarán los pensamientos de suicidio como una emergencia médica también. Es una emergencia de salud mental legítima. Nunca tenga miedo de ir a una Sala de Emergencias si llega a este punto. Usted no pude ser lo suficientemente cuidadoso de su estado emocional. Los profesionales médicos capacitados lo van a ayudar. Pueden salvarle la vida.

Al ayudarme para estar preparado para estos sentimientos, y al darme a mi mismo una salida para ayudarme a descargarlos, me permitió estar vivo y feliz en este momento. Ahora que usted está enfrentando un divorcio, sería prudente que admitiera que estos sentimientos pueden existir y prepararse para cualquier tormenta que pudiera surgir.

Acepte Que Usted Está En Problemas

Di vueltas y vueltas en mi cama matrimonial vacía por un par de semanas cuando mi divorcio empezó. Entraba y salía de un sueño desesperado solo para ser atormentado por pesadillas, para despertarme después confundido preguntándome por qué estaba mi cama vacía.

Esa fue una de las peores ocasiones, el despertar para encontrar mi cama vacía y el estar confundido, sin recordar todo lo que había pasado. Solo entonces, ante el cruel giro del destino, volvía a mis cinco sentidos lo suficiente para recordar que mi esposa se había ido, y estaba durmiendo en la cama de otro hombre.

Entonces me levantaba y vagaba por la casa, la limpiaba, salía en mi bicicleta a cualquier hora por calles desiertas de la ciudad sin casco y sin luz. Esto se prolongó por un tiempo.

Una noche, estaba andando en mi bicicleta y pensé en un hombre divorciado que conozco. Su vida se deshizo cuando se divorció y nunca se recuperó. Pasa su vida todos los días pensando en su divorcio y todavía sigue ahogado en su dolor. En ese punto, me vine abajo y me encontré llorando al lado de la banqueta de un suburbio desierto a las 4 de la mañana. Pero por dentro, decidí que tenía que hacer todo lo que estuviera en mi poder para evitar llegar a ser como ese hombre.

Acepté en ese momento y ahí, que yo estaba en problemas. Si va a sobrevivir su divorcio, evite convertirse en un hombre como el que yo conozco, usted necesita hacer esto también. Usted necesita ver dentro de sí mimo y encontrar el coraje para admitir que tiene problemas y que no está todo bien. Esto puede ser difícil. Yo lo hice y usted pude hacerlo también. Una vez que haya hecho esto, usted estará tomando el primer paso hacia su recuperación.

Admita Que Necesita Ayuda

Lo primero que necesita hacer cuando usted empieza a enfrentarse a un divorcio, es admitir que usted está en una crisis emocional y que su vida y su estado mental están boca arriba y ha sido lanzada en medio de un torbellino.

Definitivamente yo estaba lleno de emociones conflictivas que cambiaban diariamente. Estaba herido más de lo que jamás había estado en mi vida. Tenía un caleidoscopio de fantasías que cambiaban con mi humor, la hora del día y por todo lo demás que pasaba en mi vida. Por un momento estaba ahogándome de coraje y fantaseaba con formas de venganza, y al día siguiente estaba soñando con una reconciliación con mi esposa. Estaba hecho un desastre y no estaba en posición de tomar decisiones educadas racionales.

Cuando su vida cae en picada por el caño, es gracioso lo que piensas. En mi caso, lo pasó por mi mente fue el grupo de cerebros de confianza de Franklin Roosevelt. Parecía como una buena idea en uno de mis momentos de claridad.

Decidí que iba a necesitar reunir a un grupo de personas cuyos servicios iba a necesitar para salir de esto. En mi caso, me levanté el día siguiente e hice citas para ver a un abogado, a un consejero, a un sacerdote y a un doctor.

Usted también va a necesitar ayuda. Acepte este hecho. El caminar solo no es una buena idea. Aún si usted es un hombre acostumbrado a caminar solo, admita que ahora usted necesita ayuda.

Siéntase Confortable Pensando Sobre Usted Mismo

En el triaje/clasificación, un responsable médico evalúa la situación de emergencia y toma duras decisiones. En algunos casos, deben decidir si alguien no puede ser ayudado. En el caso de médicos militares, ellos están entrenados para hacer decisiones sobre personas que ya no pueden recibir ayuda médica y a enfocar sus recursos en la persona que puede ser salvada. Esta es una decisión dolorosa y difícil y conlleva un sorprendente parecido con la decisión que usted debe tomar.

Como un hombre que ama a su esposa, usted está acostumbrado a preocuparse por ella y a ver pos sus intereses y su bienestar tanto como del de usted mismo. De hecho yo era así. Sin embargo, cuando usted es confrontado ante una crisis de divorcio, usted tiene que hacer la decisión de tomar un paso hacia atrás y permitir que su esposa haga lo que quiere hacer, mientras que usted se enfoca en cuidar de sí mismo y de sus hijos.

Esta es probablemente la decisión más difícil que tuve que tomar durante la fase inicial de mi crisis de divorcio. Traté por varios meses de acercarme a mi esposa. Había hablado a amigos y familiares tratando de encontrar un punto de coincidencia. En ocasiones, siento que me preocupé más por ella que por mi mismo mientras luchaba con depresión, soledad y hasta pensamientos de suicidio. Estaba en un lugar muy peligroso y en lo único que podía pensar era en tratar de ayudarla.
Estaba haciendo la decisión equivocada. El admitir esta verdad fue una de las más difíciles decisiones que haya tendido que tomar en mi vida.

Sin embargo, recuerdo haber tomado esa buena decisión. Estaba sentado en nuestra recámara y estaba viendo todas las fotos de nuestra vida juntos en las paredes. Había sido un día difícil y solitario. Nada en especial me llevó a tomar libremente esta decisión, pero la recuerdo claramente. Me di cuenta de que necesitaba cuidar de mi mismo y de mi familia. Sin importar lo que fuera a suceder en el futuro, necesitaba procurar por mi mismo primero. Necesitaba recuperarme antes de poder ayudar a alguien más a hacer lo mismo.

Comparé toda la situación a la de dos personas en un accidente automovilístico. La primera cosa que uno hace cuando tiene un choque es asegurarse que usted está bien. Esto es claramente lo que todo mundo se supone que hace. Sólo después uno sale del automóvil y se asegura que la otra persona está bien. Ese día me di cuenta de que yo no estaba bien, y que necesitaba estar bien antes de poder ayudar a alguien más. Esta línea de pensamiento es definitivamente contraria a lo que un buen hombre debería pensar y definitivamente no es la clase de filosofía que es enseñada en el Jardín de Niños. Sin embargo, es una buena forma de pensar que le ayudará a usted a sobrellevar su divorcio y hacia el camino que lleva a la recuperación.

Tenga Cuidado de Las Drogas y El Alcohol

Nunca he tenido problemas con drogas o con alcohol. Sin embargo, siento que debo incluir unas pocas palabras hablando sobre el uso y abuso de las drogas y el alcohol para que mi trabajo esté completo. Mucha gente con la que he hablado, mientras enfrentan con sus divorcios, tienen que batallar con estas sustancias. Debo admitir que también tuve la tentación de usarlos para controlar mentalmente mi situación.

No le digo que deje de tomar una cerveza con sus amigos después del trabajo. Y no les estoy diciendo que no tomen prescripciones médicas para ayudarlos a dormir. Ambas cosas están bien. A lo que me refiero es a que usted debe de estar al tanto del incremento en su consumo y de la dependencia que las drogas o el alcohol como un medio para enfrentar mejor su divorcio. Si usted está usando drogas o alcohol para liberarse de lo que está viviendo, o para regular su estado anímico, usted puede que tenga un problema. Esté al tanto de:

- Incremento en su consumo
- Beber o tomar drogas cuando se encuentra solo
- Beber o tomar drogas para dormirse

- Beber o tomar drogas para sentirse normal
- Beber o tomar drogas para evitar enfrentarse a la realidad
- Beber o tomar drogas antes o durante el trabajo

Esta es tan solo una pequeña lista de las actividades que pueden indicarle que está empezando a depender de sustancias para manejar y superar sus emociones. Es ahí donde empiezan generalmente los problemas.

Este es un tema especialmente sensible si usted tiene un historial en el pasado de abuso de sustancias. Si ese es el caso, le recomiendo que platique con su
consejero o con su grupo de soporte familiar sobre diversas opciones para evitar recaer antes de que se convierta en un problema. Usted necesita tener un plan a seguir antes de que empeore su situación recayendo en las drogas o en el alcohol. Asista a reuniones, hable con su mentor, consejero o con su familia. Haga rápidamente un plan antes de que usted pierda el control.

Esta Es Una Emergencia – Actúe En Consecuencia

Usted necesita entender que un divorcio es una de las experiencias más emocionalmente dolorosas que usted va a enfrentar en su vida. No es una broma, y no es una exageración decir que un divorcio es un dolor emocional comparable a la muerte de uno de sus padres. En mi divorcio, hubieron varios momentos en los que sinceramente pensé que hubiera sido más fácil si mi esposa hubiera muerto. Por supuesto no le deseaba o deseaba nada malo para ella, solo que pensaba que el dolor emocional hubiera sido menor.

Cuando un ser amado muere, nadie cuestiona que su vida está enfrentando una emergencia. La gente tiende a estar a su lado y ofrecer apoyo y conmiseración. La víctima parece que tiene menos problema en aceptar que esta es una emergencia. Ese no es el caso con un divorcio. Mucha gente trata de poner una buena cara y seguir adelante como si todo estuviera bien. Si hicieran esto después de que su esposa hubiera muerto, sus amigos y familiares estarían muy preocupados, pero durante un divorcio esto no solo es tolerado sino también animado.

Usted está enfrentando una emergencia en su vida y usted necesita actuar en consecuencia. Para esto están los ahorros, para esto sirve el tiempo personal en el trabajo, para esto es para lo que están los amigos y la familia. Este es momento en el que usted necesita de doctores, consejeros, clérigos y abogados. No se refugie en su dolor. Admita que está ahí y admita que es una emergencia real. En vez de eso, vaya a sus fuentes de fortaleza para seguir adelante.

No Se Haga El Tonto & Se Humille.

Muchos hombres cuando se enfrentan con el divorcio entran en un modo de pánico tonto. Yo estuve ahí. Me vi como tonto comprando flores y limpiando la casa. Actuaba bajo el desesperado supuesto de que si hacía todas estas pequeñas cosas, mi esposa se convencería de mi amor por ella y que todo iba a estar bien. Estoy seguro de que apestaba a desesperación todo el tiempo que estaba tallando el piso.

Hágase a sí mimo un favor y evite este paso si puede. No se sienta mal si cae y termina pasando por este camino. Quizás este pensamiento que pueda ayudarlo. Usted puede que sea capaz de salvar su matrimonio, pero las mujeres tienen dificultad en amar un hombre que no respetan. Humillarse y hacer el ridículo con demostraciones de afecto no hace que las mujeres lo respeten y solo lastimarán su causa.

Si usted siente que necesita espacio para prevenir caer en hacer estas cosas, tómeselo. Salga de la casa por un rato y váyase a un motel o a un departamento por un tiempo corto.

Haga lo que haga evite:

- Mandar flores
- Llamadas a media noche
- Llamar o mandar mensajes estando borracho
- Cualquier tipo de gesto de gran romanticismo

Sea lo sea que pase en su divorcio, usted no quiere sacrificar su amor propio en el proceso. Si ha cometido errores acéptelos como hombre, pero no se doblegue en un vano intento de reavivar instantáneamente el amor perdido. Puede que regrese, pero será más tarde. Un curita como lo serían las flores no va a componer todo.

¡No Confronte A Nadie!

La infidelidad fue parte de mi divorcio y en ocasiones, especialmente en la noche, el pensar en esto hacía hervir mi sangre. Me ahogaba de rabia y dolor toda la noche. Mi mente giraba con fantasías violentas de venganza que harían de una película de horror de Hollywood verse aburrida. Sé lo que es estarse comiendo por dentro de rabia, dolor y miseria. Realmente lo sé.

Sin embargo, si hay un pequeño consejo que le puedo ofrecer mientras usted enfrenta su divorcio, es el no dejarse llevar por estas emociones, y evitar cualquier situación que pudiera llevarlo a una confrontación violenta.

Honestamente, si está pasando por un divorcio, su vida ya apesta. Lo siento mucho pero es la verdad. Usted no necesita saber como se ve una cárcel por dentro, no necesita agregarse el dolor de cabeza de demandas civiles, órdenes de restricción y/o que sus hijos tengan que ver a su padre arrestado.

Usted necesita evitar todo esto a cualquier costa. Sin embargo, esto es más fácil de decir que de hacer, y el prepararse para evitar estas cosas es un tema perfecto para platicar con su consejero. Ellos pueden ayudarlo a caminar a través de escenarios específicos y ayudarlo a planear cómo respondería a ellos. Pueden ayudarlo a desarrollar su mantra y otras herramientas que lo ayuden a calmarse y a pensar racionalmente.

Sin embargo, esto no pude cubrir cada situación. Algunas veces surgen eventos de una manera que no podemos predecir. Esto me sucedió una mañana y prácticamente casi perdí el control. Honestamente sentí que me convertí en otra persona y estuve cerca de hacer cosas de las cuales me hubiera arrepentido ahora. Hice la única cosa de la cual aún tenía suficiente control y hui de la casa. Simplemente hui de todo. Literalmente.

Corrí y corrí hasta que no sabía donde estaba y sentí que mi corazón me iba a explotar. Finalmente le tuve que hablar a un amigo para que me fuera a buscar porque estaba realmente perdido. Si usted llega a encontrarse en una situación similar a la mía, solo salgase de ahí. Retírese de la situación y deje que se calmen las cosas. Huya si tiene que hacerlo. Puede parecer tonto, pero me alejo de hacer algo que de lo que me iba a arrepentir y posiblemente me ayudó a no ir a la cárcel por un rato.

Jugar A Ser Amablemente Es Más Barato, Mejor Y Más Fácil

Ya les he dicho que no soy un abogado. No tengo ningún entrenamiento legal. Sin embargo, sé que ser amable durante el divorcio al final sale más barato.

Puede que usted quiera herir a su esposa rompiendo algo que ella atesora o tirando su colección de zapatos. Puede que le ofrezca algo de paz, puede que hasta lo entretenga y calme su sed de venganza por un minuto o dos. Sin embargo, al final, son este tipo de actos infantiles los que alimentan el ciclo de antagonismo y autodestrucción.

Al final, siendo amable hará que su divorcio sea más llevadero, barato y hará que todo termine más pronto. Esto es lo que usted realmente quiere. Se lo aseguro. Cualquier victoria egoísta que usted logre echando al amado pescadito de su esposa por el escusado, palidece comparado a un divorcio barato, sin complicaciones y rápido. Mantenga sus ojos en el premio y deje a un lado las mezquindades. Usted es un adulto. Actúe como uno.

Tenga Cuidado Con Estar Escarbando

Un de los aspectos más frustrantes de mi propio divorcio fue la falta de información. Yo no sabía que había llevado a ese punto. En ocasiones, no sabía donde estaba viviendo mi esposa. Estaba en tinieblas.

Ahora, soy una persona naturalmente inquisitiva, y quería entender el panorama completo de lo que estaba sucediendo. Para mi era necesario antes de poder reaccionar.

No quería tomar una mala decisión basado en una mala información. Así es que empecé a escarbar.

No estoy orgulloso de lo que hice, pero mi consejero me dijo que es bastante normal. Saque a la luz muchas cosas. Busqué en diarios y leí correos electrónicos. Busqué todo lo que me pudiera ayudar a comprender de dónde había llegado esta tan inesperada tormenta. Encontré respuestas.

Sin embargo, muchas de las respuestas que encontré, me fueron muy dolorosas de enfrentar. No voy a entrar en los detalles completos, por supuesto. Eso no es necesario y quiero mantenerme en el tema. Basta con decir que deseo no haber visto muchos de ellos. No hay forma de volver atrás ahora. Lo que dicen es reamente cierto: La ignorancia es una bendición.

Espero que hasta este punto lo haya empoderado un poco. Es mi deseo más sincero que usted sepa que usted solo puede hacer decisiones con respecto a como se comporta durante esta crisis. Usted necesita decidir por sí mimo si va a ir buscando respuestas a preguntas dolorosas. Sin embargo, antes de que decida, solo sepa que hubiera sido menos doloroso para mi si hubiera escogido no hacerlo.

Este es un Proceso….Toma Tiempo

Un divorcio es un asunto complicado y confuso no importa qué tan amigable sea. Hay muchas cosas que hay que resolver:

- ¿Quién se queda con la casa?
- ¿Quién se queda con el automóvil?
- ¿Quién está pagando las tarjetas de crédito de ambos?
- ¿Quién está pagando los prestamos estudiantiles?

Esta es una breve lista que ni siquiera toma en cuenta a los hijos y la curación del trauma emocional que usted está pasando. Añada a esto las consultas con el abogado en periodos de almuerzo y la consejería en sus días libres y los periodos de espera ordenados por el estado, y usted tendrá una idea que su divorcio va a tomar un largo tiempo y aún va a tomar más paciencia de su parte.

Encontré esto último, un de los aspectos mas frustrantes de mi divorcio. Esperé seis meses antes de empezar con los procedimientos de divorcio con la esperanza de una reconciliación. Sin embargo, una vez que tuve penosamente claro que esta no era una opción, yo quería que terminara toda la situación lo antes posible. Sin embargo, esto no era posible.

Tuve que ser paciente y recordarme a mi mismo que esto es un proceso, no es como prender y apagar, y no podía agilizarlo. Esto llegó a ser otra de las mantras que constantemente me recordaba a mi mismo. Estaba involucrado en un proceso y todo el deseo del mundo no iba a hacer que fuera más rápido de lo que iba a tomar. Tenía que aceptarlo y lo hice. Usted también va a tener que hacerlo.

Lo Siento Pero Usted No Puede Confiar En Su Esposa

Trabajé con un par de abogados durante mi divorcio. Un día, estaba reuniéndome con él en una cafetería de un supermercado para una consulta rápida. Hablamos de muchas estrategias. Al final decidí que esta abogada no era lo que yo buscaba. Sin embargo, ella dijo una cosa que capto mi atención: Ella me dijo que ya que mi esposa estaba pidiendo el divorcio, ella estaba enfocándose en sí misma ante todo. Agregó que debido a esto, ya no debería confiar en ella.

En un principio su comentario me molestó. Me había casado con mi esposa orgullosamente en una playa tropical y siempre la había tenido en gran estima. Aún quería reconstruir mi vida con ella. Esto me dejó con un mal sabor de boca. A pesar de esto, no me podía sacar ese pensamiento de mi cabeza. Le seguía dando vueltas y vueltas y no podía desecharlo. Por fin, me vi forzado a ver la negra realidad con los ojos bien abiertos y tuve que aceptar que yo ya no podía confiar en mi esposa. Fue un momento doloroso que invita a la reflexión.

Desafortunadamente, si usted está leyendo este libro, usted está muy probablemente enfrentando un problema similar. Por supuesto que usted tendrá que decidir lo que hace con su vida, después de todo este es su camino. Solo tenga cuidado con respecto a confiar. No permita que sus emociones lo cieguen de la realidad. La confianza se basa en comportamientos repetitivos a través del tiempo. Usted confía en que el sol salga cada mañana o que en que el café caliente escaldará su lengua. Cuando usted se casó con su esposa, ambos juraron amarse toda la vida. Ahora que una crisis de divorcio se avecina, tristemente usted no pude saber cuales son sus intenciones y usted necesita protegerse a sí mismo. Un viejo consejo es muy relevante aquí: Espere lo mejor pero prepárese para lo peor.

El Sexo Y Las Citas Son Para Después De Su Divorcio

El sexo es un tema difícil de abordar en ocasiones, pero el sexo es una de las primeras cosas en las que pensé cuando fui golpeado con mi divorcio. Había estado casado por años y había estado en una relación a largo plazo comprometida y monógama por mucho tiempo. Hablando cándidamente, estaba acostumbrado a hacer el amor frecuente y rápidamente noté su ausencia.

No era tan solo la sensación física de liberación que me hacía falta. Eran todos aquellos pequeños intangibles que hacer el amor a una mujer ofrece. Extrañaba la forma en que su piel se sentía, la forma en que olía su pelo o la forma del latido de su corazón en un abrazo. Extrañaba todo eso.

Cuando mi divorcio comenzó, en un principio consideré buscar otras mujeres en mi vida y hasta consideré contratar prostitutas. La última es en realidad la más atractiva de todas las ideas que había tenido para satisfacer mis necesidades. No había ataduras y nadie tendría que saberlo.

La idea de empezar a salir con otra mujer era aún más arriesgada. Mi vida había sido hecha pedazos, mis emociones estaban a flor de piel y todavía seguía teniendo toda clase de fantasías sobre como vengar mi corazón roto. Me di cuenta de que la situación en la que me encontraba, otra vez, no podía confiar en mis emociones y que fácilmente podría encontrarme con sentimientos confusos de amor tanto con mi nueva novia como con mi esposa.

Todos estos sentimientos confusos me hacían más vulnerable y emocionalmente no preparado para el sexo. Me reí cuando me di cuenta de que estaba en la misma situación en la que se encuentra un muchacho de catorce años. Estaba más caliente que el infierno, pero mis emociones no estaban para nada como para involucrarme en un sexo saludable por más que yo quisiera tener sexo.

Decidí entonces en ese momento esperar seis meses antes de involucrarme en cualquier tipo de actividad sexual / de adultos. Puede parecerle poco a usted pero para un hombre caliente ¡era como una eternidad! Eso era lo que me parecía a mi. Pero todavía creo que esta fue una de las mejores decisiones que tomé durante mi divorcio.

La decisión me dio la habilidad de permitir que mis emociones se calmaran y me permitió empezar a confiar en mis propias decisiones otra vez. Usted debería considerar una restricción similar. Un famoso Zar Ruso dijo bromeado: "Rara vez uno se arrepiente de haber esperado". Puede que haya dado en el blanco.

Tenga Cuidado Con Decisiones Irreversibles

Cuando usted es confrontado con el divorcio, generalmente entrará en pánico. De hecho, esto es lo que me pasó a mi. Puedo decirle que el primer mes de mi divorcio es como en bruma. Es mucho como una pesadilla que me cuesta trabajo recordar. No es este el momento de tomar decisiones irreversibles.

Debo decirle que tome algunas decisiones con las que voy a tener que vivir el resto de mi vida. En mi caso, me hice un tatuaje. Pero, no hice algo tan tonto como tatuarme el nombre de mi esposa en el pecho. Sin embargo los tatuajes que me hice son para siempre. En realidad no es algo que me moleste. Independientemente de esto, en retrospectiva, este no era el mejor momento para tomar decisiones permanentes.

Estas palabras de precaución también aplican a varias diferentes decisiones. Los tatuajes son tan solo un ejemplo. Pero tenga cuidado con:

- Tatuajes
- Vasectomías
- Vender u obsequiar propiedades
- Las palabras que dice. ¿Qué pasa si usted quiere reconciliarse más adelante?
- La forma en que trata a sus hijos, familia y amigos. Las memorias también duran por siempre.

No estoy tratando de decirle como vivir su vida. Tan solo estoy previniéndolo sobre el hecho de que, estando en medio de un divorcio, no es el momento de estar haciendo decisiones permanentes. Solo esté al tanto de esto. Estando consciente de esto le va a ayudar a identificar estas situaciones, a dar un paso atrás, y a posponer cualquier decisión para más tarde, cuando esté más tranquilo.

Usted Tiene Más de Una Oportunidad Para El Amor

Cuando empecé con mi experiencia de divorcio, una de las cosas que me quitaban el sueño en la noche era el temor de que había echado por la borda mi única oportunidad de amor y felicidad. Este no era un miedo racional. Honestamente, era el tipo de miedo irracional que plagaba mi mente en la noche cuando no podía dormir.

Solo voy a decir esto para su beneficio. Permítame asegurarle que hay más de una persona que lo puede hacer feliz. Tenemos más de un chance para el amor en la vida. Yo he amado desde mi divorcio y ciertamente usted también pude. ¡No pierda la fe!

El Acero es Hecho en el Fuego

Una cosa que usted debe considerar en esta parte de triaje/clasificación de este libro, es que usted va a salir más fuerte y generalmente mejor de esta mala experiencia si usted trabaja el proceso y se enfoca en curarse a sí mismo.

Un beneficio que no tiene mucha gente que ha pasado por los horrores de divorcio, es que esto lo hace más resistente en sus relaciones y a tener menos miedo a la pérdida. Usted ha pasado ya por eso así que usted sabe como es. Usted ya sobrevivió uno y puede hacerlo otra vez.

Mucha gente también sale con un gran sentimiento de autoestima. Sinceramente creo que este fue tanto un gran dolor en m vida como también la más grande oportunidad que he tenido para aprender quien soy, que soy un hombre decente y que puedo reconstruir mi vida. Se que puede sonar extraño, pero honestamente creo que salí muy beneficiado del problema y me conozco mucho mejor como persona gracias a él.

El camino que usted está caminando está lleno de problemas, pero no pierda de vista las oportunidades para aprender y para crecer y para ver las sutiles recompensas que puede encontrar en el camino. Es posible que como el acero, usted salga más fuerte de este fuego.

Los Hombres Divorciados Están En Gran Demanda

Para mi, una de las grandes preocupaciones durante mi divorcio era si iba a encontrar a otra mujer y comenzar a salir. Había estado fuera del juego del enamoramiento por mucho tiempo y no tenía confianza en mi habilidad de saltar a la arena nuevamente. Bueno, puedo decirle que esto es una preocupación y tontamente perdí tiempo en esto. Permítame decirle que un hombre divorciado está en alta demanda. De hecho usted rápidamente se va a convertir en un soltero elegible.

Al principio este hecho me dejó boca abierta. Al parecer que un hombre que ha sido desechado por otra mujer debería tener problemas en el campo de las citas. Bueno pues esto no es para nada cierto. Como cantinero tuve la oportunidad de hablar con muchas mujeres. (No es esta la forma en que salgo con chicas. Nunca coma de donde saca el pan) A través de varias conversaciones, me hicieron el favor de abrir mis ojos.

He aquí lo que me explicaron. Primero, nacen más mujeres que hombres. Esto significa que desde el principio no hay suficientes hombres. Como resultado, más mujeres terminan solteras en sus treintas y cuarentas. Esto significa que hay menos hombres alrededor. Los hombres mueren en un mayor promedio. Esto solo sirve para achicar el promedio de hombres elegibles. También por supuesto hay cierto numero de homosexuales. Se hace más pequeño aún. Un hombre que continúa solo a los treinta o cuarenta no está interesado en un compromiso y si no se han casado, digamos a los 35, es visto como defectuosos y el promedio se hace aún más pequeño.

Después llega usted. Un hombre recto que quiere comprometerse, con un buen corazón y una vida estable que puede que se haya casado con la mujer errónea. Pero que tiene mucho que ofrecer. Para una mujer soltera en sus treinta o más ¡Usted es oro puro! Es lo que ha estado buscando. ¡He conocido a mujeres que me han dicho que su próximo novio tiene que ser un buen hombre divorciado! En este momento ellas lo están buscándolo.

Ahora, esto está basado en dichos y evidencia empírica, pero debe creerme. Los hombres divorciados son solteros muy buscados. Esto me dio mucha esperanza y confort y espero que a usted también. Sin importar lo que pase.

Capitulo 2
Primeros Auxilios

Continuando con el tema de emergencias médicas que comencé en el Capítulo I, después del triaje/clasificación vienen los primeros auxilios. El paciente está estabilizado. Todavía están en mal estado y todas las heridas que tienen necesitan ser tratadas. Necesitamos coser, vendar, etc., etc.

Usted está en esta situación. Hay muchos pequeños detalles que usted necesita atender. Necesita encontrar profesionistas que lo ayuden. Necesita contactar bancos y compañías de seguros. Necesita asegurarse que las cosas que le importan están seguras. Arriesgándome a mezclar metáforas, viene un temporal y usted necesita asegurarse que tiene todo en orden para poder enfrentarlo lo más confortablemente posible y con el menor daño posible.

Sobre esto está este capítulo. Este capítulo lo va a guiar por los pasos que usted puede tomar para asegurarse que está lo mejor preparado posible para la tormenta que se avecina. Yo pasé por todos estos pasos en mi divorcio y quiero pensar que hicieron el proceso del divorcio más simple y llevadero. Esto significó que muchos detalles técnicos ya estaban controlados en un principio y podía enfocarme en curar mis heridas emocionales. Vamos a comenzar.

Esto Va A Necesitar Mucho Trabajo

Thomas Paine dijo una vez: "lo que se logra fácil, no se estima mucho". Esto es muy cierto. Me tomé muy a pecho el trabajar sobre mi divorcio. Lo que quería era construir una nueva vida y encontrar nuevamente la felicidad.

Sin embargo, era necesario trabajar en muchas cosas que necesitaban ser hechas y no iba a ser fácil.

Iba a necesitar trabajar a pesar del dolor y la carga emocional que conlleva cualquier divorcio. Iba a necesitar poner en orden todas mis propiedades, deuda y cuestiones de dinero que vienen con la dolorosa y complicada separación.

Por último, iba a necesitar lidiar con toda la burocracia y tedio que conllevan los aspectos legales del divorcio.

Disfruto mi tiempo libre y odio trabajar más de lo necesario. Me gusta disfrutar mi vida. Sin embargo, aquí estaba en las profundidades del abismo y necesitaba salir de él. Usted también se va a tener que sentirse confortable con el hecho de que tiene que limpiar todo este desastre y que este problema va a necesitar de mucho trabajo y paciencia de su parte. Sin embargo usted puede salir de él. Si yo pude usted también puede.

La Paciencia Es Su Nueva Mantra

Es completamente posible que usted tenga el más rápido, simple y cordial divorcio. Pero, las probabilidades sugieren que su divorcio, como el de muchos otros, vaya a tomar mucho tiempo y que vaya a encontrar muchos detalles en los que tendrá que trabajar. Esto es cierto aún en divorcios en los cuales las dos partes están completamente de acuerdo y en donde no hay hijos que compliquen las cosas.

Esto toma tiempo. Acéptelo desde ahora. Va a necesitar ser paciente y aceptar que se va a llevar el largo tiempo que se tenga que llevar. El refinanciamiento se lleva una eternidad. Muchos estados imponen periodos de espera en los divorcios para asegurarse que ustedes realmente quieren esto. Los abogados cambian las citas. Suceden imprevistos. Acéptelos.

Esto puede ser enloquecedoramente frustrante. Muchas veces solo quería que terminara todo y dejarlo atrás. Es todo lo que más quería en el mundo. Pero tenía que esperar. Día tras día que estaba más cerca del final parecía que se alargaba todo aún más. Ahora bien, al final llegue ahí y usted también llegará, sin embargo tiene que conservar la paciencia.

Construyendo Su Equipo De Cerebros

Uno de los primeros objetivos, después de que se haya calmado y que el shock haya disminuido un poco, es el construir su equipo de cerebros. Un equipo de cerebros es un grupo de expertos y ayudantes que pueden ayudarlo a pensar bien las decisiones que usted va a tener que tomar en el futuro. Usted va a necesitar ayuda.

Hay dos razones por las que usted necesita construir su equipo de cerebros. La primera de estas es que muchos de los temas sobre los que usted va a necesitar trabajar (la ley, la psicología, la medicina, y Dios) son temas en los que solo un experto lo pude ayudar. Puede que hayan aspectos técnicos y específicos sobre su situación que el internet o este libro no pueden contestar. Esas personas pueden ayudarlo.

La segunda razón por la que usted quiere construir su equipo de cerebros es que probablemente usted no este en un estado de ánimo correcto como para tomar decisiones complejas e irreparables por sí mismo.

Usted va a necesitar de algunas personas alrededor de usted que estén íntimamente familiarizadas con su situación y que le puedan decir si lo que usted está pensando está o no bien. Yo hice esto mucho con mi consejero. Le decía como me sentía, o lo que estaba pensando o discutíamos una decisión que había tomado. Entonces lo volteaba a ver y le decía ¿Es eso una locura?". En muchas ocasiones solo necesitaba a alguien que de forma desapasionada me dijera que lo que estaba haciendo estaba bien, que era normal y que era sensato.

Estas personas serán su equipo de divorcio. Con su ayuda usted puede superar su divorcio y seguir adelante con su vida.

Abogados

El divorcio es un proceso emocional horrible, que destroza a las familias. Destrozo la mía y rompió mi corazón en el proceso. En ocasiones sentía que nunca más iba a ser feliz y que la vida no valía la pena vivirse.

A pesar de esto, en medio de todo el dolor, me di cuenta de que tanto en el matrimonio como el divorcio no son tema que implican solo al corazón. El estado y las cortes juegan un importante papel en este triste tema del final de un matrimonio.

Cuando apenas mi corazón había sido roto, no me importaba para nada el dinero o las propiedades o mis derechos. Hubiera dado todo lo que tenía en el vano esfuerzo de componer mi matrimonio y en tratar de ganar nuevamente el corazón de mi esposa.

Pero ante de que lo hiciera, fui a hablar con un abogado y usted debe hacer esto lo más pronto posible aún si todavía tiene esperanzas de reconciliación.

Los abogados son muy útiles en dejar claros los peligros y contrariedades que usted enfrenta y le aconsejan sobre sus opciones bajo la ley mejor que nadie.

En mi caso, estaba aterrorizado de que mi esposa supiera que estaba yendo con un abogado de divorcios y que esto trajera lo inevitable. Fui y consulté a un abogado y pagué en efectivo para no dejar rastro de mis acciones en las tarjetas de crédito o en los estados bancarios. También puse el número de mi abogado en mi teléfono bajo un nombre falso. En mi caso usé el nombre de "Pizza".

Fue muy difícil ir con el abogado y oírle exponer mis opciones y hablar fríamente sobre la muerte de mi matrimonio, pero realmente valió la pena. Me presentó todas mis opciones y me dio unos cuantos consejos que puse en buen uso. Fueron especialmente útiles para decidir donde iba a vivir y los derechos que tenía si me salía de mi casa.

Si usted nunca ha necesitado un abogado de divorcios, puede que no sepa donde buscarlo. Hay varias opciones que le pudo recomendar.

Primero, si usted ha usado a un abogado para negocios o para cualquier otro propósito como un testamento o fideicomiso, pídale que le recomiende abogados en su área. La ley de divorcios es una especialidad, así que seguramente no podrán ayudarlo él directamente pero los abogados son un grupo unido y ellos sabrán de por lo menos algunos abogados de divorcio en su ciudad.

Si usted nunca ha usado un abogado pídales a amigos y familiares, por sus recomendaciones sobre abogados competentes en el área. Si el abogado no es un abogado de divorcios que ellos hayan usado, pero es alguien en el que ellos confían y recomiendan, ellos a su vez le recomendarán a alguien.

El último lugar para buscar un abogado es a través de la asociación de la barra de abogados estatal. Cada estado mantiene una asociación de barra de abogados que es la encargada de otorgar licencias a todos los abogados del estado. Estas asociaciones también pueden proporcionarle una lista de todos los abogados locales que pueden ayudarlo en temas específicos. Usted también obtendrá la certeza de sus calificaciones y competencia.

Los abogados son como los zapatos y no hay garantía de que todos le queden bien dependiendo de su situación. Visite a un abogado y si le gusta, use sus servicios como consejero legal. Si no le gusta, no tenga miedo de seguir buscando. En esta situación, usted necesita un abogado con el cual se sienta usted confortable con el apoyo que le brinde. Yo pasé por dos abogados antes de encontrar la representación legal que realmente me gustara y me quedé ahí.

Sacerdotes, Pastores, Rabís o Imanes

La idea de hablar con un doctor, un abogado o un consejero eran todas ideas simples a obtener. Estas son gente común con quien hablar durante un divorcio. La idea de hablar con un sacerdote (Yo fui criado Católico) me tomó más tiempo.

Lo que finalmente me llevó a hablar con un miembro del clero fue la conclusión de que los problemas que estaba enfrentando existían en más dimensiones de las que había previamente pensado. Había hablado con un abogado para que me ayudara a proteger mi propiedad; había hablado con un doctor para conservar mi cuerpo sano, y había hablado con un consejero para evitar que mi mente cayera en pedazos. Sin embargo, no había considerado para nada mi alma.

De hecho, había vivido una vida bastante agnóstica por un largo tiempo. No podía recordar la última vez que fui a la iglesia voluntariamente. Generalmente era algo que hacía en la época Navideña y no podía esperar a que terminara.

Pero una noche en la que no podía dormir, me di cuenta de que el problema de un divorcio y el dolor que conlleva es una de esas partes en las que la religión sirve para ayudarnos. Ofrecen confort y refugio a aquellos a los que les ha sucedido alguna tragedia. Recordé aquella vieja frase: "No hay ateos en las trincheras" y de repente entendí exactamente lo que significaba.

En un principio busque a un sacerdote Católico. Como dije, había sido criado en el Catolicismo, y era fácil regresar a mis raíces. Esto sucedió después de varios meses dentro de la crisis. Hablé con un sacerdote muy amable, pero no me ofreció el confort que buscaba. A la larga, dejé de ir con él y empecé a ver a un pastor con el que encontré que tenía una mejor y más abierta conexión. En realidad comparé miembros del clérigo.

El estar consciente de que la crisis en la que me encontraba tenía una dimensión espiritual, fue una de las partes más importantes en mi proceso de recuperación. Me permitió enfrentar seriamente lo que había pasado y verlo a la luz de la honestidad.

En su crisis de divorcio, le sugiero encarecidamente que se tome un tiempo con usted mismo y reflexione su situación bajo esta luz. No puedo decir que profese una fe u otra (ciertamente no promuevo ninguna) y me sería difícil marcar a que religión pertenezco en una encuesta. Sin embargo, muchas religiones tratan con las verdades simples de que la vida es difícil y ayudan a las personas a enfrentarse a esta todos los días. Se debe a sí mismo considerar esta fuente y ver cómo se adapta a su propio equipo de cerebros.

Consejeros

En mi vida profesional, he recomendado los programas de asistencia al empleado que existen en el lugar de trabajo a mucha gente en varias ocasiones. Sé de hecho que solo algunos de ellos me han escuchado aún cuando sinceramente creo que muchos se hubieran beneficiado de la consejería.

Parece que hay una cierta aversión en la gente ante la idea de la consejería. Tanto hombres como mujeres comparten esta característica. No entiendo por qué. Cuando por primera vez me confronté ante el hecho de que mi matrimonio se desboronaba, busqué a alguien con quien hablar, alguien que fuera más objetivo. De hecho, la primera vez que entré en una oficina de un consejero fue en menos de 72 horas después de que la crisis comenzó.

<u>**No puedo enfatizar suficientemente lo mucho que recomiendo que vaya con un consejero.**</u> El hablar con un consejero es de inmensa ayuda y, al igual que todos los profesionales médicos están obligados a mantener su privacidad por ley. ¡No tiene nada que perder!

Si no por otra cosa, el tomar una cita de consejería le da a usted una hora mas o menos para que usted descargue todos sus sentimientos en una persona que lo va a escuchar de manera completamente imparcial, y que es un escuchador entrenado. Tan solo por eso vale la pena un consejero y es mucho mejor que el mantener sus sentimientos reprimidos.

No es difícil encontrar un consejero y hay muchas fuentes a su disposición. Usted pude pedirle a su doctor que le recomiende uno. Esto pude ayudarlo a encontrar un consejero que esté cubierto a través de su seguro (una consejería no va a tirar por la borda su presupuesto).

Además muchos lugares de trabajo ofrecen a sus empleados los programas de asistencia para empleados (EAP) como parte de su paquete de beneficios. A través de estas organizaciones usted también puede encontrar un proveedor en su área que también sea compatible con su seguro. Un beneficio adicional de EAP es que las sesiones son absolutamente gratis por un cierto periodo de tiempo. Esto puede ayudarlo con la parte de triaje/clasificación de su trabajo. Sin tener que gastar, usted no tiene nada que perder y puede que le ayude a estabilizar el estado emocional de su vida.

Muchas ciudades y condados también tienen líneas directas para crisis de salud mental que pueden ayudarlo a conseguir un consejero. Recuerde, no significa que usted esté loco. Buscar ayuda es uno de los paso más cuerdos que usted pude tomar. Por último, muchos clérigos están entrenados como consejeros también. Si usted es parte de una comunidad religiosa, esta es una gran fuente a la cual acudir. Hablaremos más sobre iglesias cuando hablemos de grupos de ayuda.

Tan importante como encontrar un consejero que lo ayude durante su divorcio, es el encontrar un buen consejero con el que se sienta usted a gusto, esto es aún más importante. Usted necesita poder discutir información íntima y personal y necesita confiar en que la persona en que usted está confiando sea la correcta para usted

Yo pasé por dos consejeros mientras estaba en el proceso del divorcio. No había nada malo con el primero pero después de todo decidí que prefería ir con un consejero con un antecedente religioso que fuera un hombre de familia. Este se ajustaba mejor a mis necesidades. Fue una decisión difícil, pero fue lo mejor y no me arrepiento en absoluto. No hay nada de malo en hablar con más de un consejero y hacer comparaciones. A menudo, tendrán consultas gratuitas para "conocerse mutuamente", estas fueron muy útiles para mí al hacer mi selección final. Esto también me mostró que el asesor que elegí estaba interesado en ayudarme.

Recuerde, este es su propio camino y necesita encontrar a alguien con quien se sienta cómodo hablando, pero **SÍ** necesita encontrar a alguien.

Visite A Su Doctor

Una de las mejores decisiones que sentí que tomé, cuando comenzó mi divorcio, fue acudir a mi médico periódicamente. Uno de mis temores era ser arrastrado por sentimientos de desesperación y depresión y que esto causaría otros problemas en mi vida. Estaba especialmente preocupado por el trabajo y mis amigos.

Fui a mi médico con regularidad, pero no obsesivamente. Discutí con ella el hecho de que estaba teniendo problemas para dormir y mis preocupaciones sobre la depresión y la ansiedad. Ella fue muy útil. Ella me proporcionó la documentación que necesitaba para que mi compañía de seguros pagara por mi consejería. Además, me proporcionó pastillas para dormir y pastillas contra la ansiedad en un ambiente controlado.

Su Familia Como Sistema De Apoyo

Puede que no tenga una estrecha relación con su familia. Ciertamente yo no la tenía cuando comenzó mi divorcio, pero vinieron a mí y me apoyaron a través de algunos de los días más oscuros de mi vida. Me ha demostrado que la sangre es más espesa que el agua.

Usted necesitará todo el apoyo que pueda encontrar para superar este desastre y sanar. Tu familia puede proporcionarle eso. Hay algo especial en el amor incondicional de su familia que hace que su apoyo sea aún más fuerte.

A veces, pedirle ayuda a la familia puede ser un gran reto. Yo no les conté sobre la crisis y la infidelidad de inmediato. Sufrí por tres días solo. En realidad no le dije a nadie. Acabe tragándome todo. En la tercera noche no pude soportarlo más. Llamé y dejé un mensaje de voz. Todo lo que dije fue algo como "Estoy en problemas". Se acercaron a mi de inmediato y me brindaron una ayuda y un apoyo increíbles.

Esto va a requerir sacrificio y franqueza por tu parte. Ambos eran extraños para mí y me asustaban mucho. Me encontré hablando con mi familia sobre algunos de los detalles más personales de mi vida. A veces esto era incómodo y me sentía mal por la carga que les estaba imponiendo. Ahora sé que estaban muy felices de ayudarme con la carga.

Si usted tiene una familia, le recomendaría dejarlos entrar en su vida para que lo apoyen, sin importar cuánto piense que usted puede hacer esto por su cuenta. Pueden proporcionar un apoyo y un consuelo inestimables mientras trabaja en reconstruirse a sí mismo.

Líneas De Vida Y Líneas Directas De Crisis

Hubo algunas veces durante mi crisis de divorcio en las que me encontré al borde del pánico. Algunas veces, me golpeaba un nuevo trauma emocional, otras veces, mi mente se había salido de control y el pensar en el futuro era algo que no podía soportar. Estos momentos de pánico se limitaron principalmente a los primeros tres meses de la crisis, pero fueron muy reales.

Desaparecieron rápidamente, pero no se como hubiera podido salir de esto si, en un momento de claridad, no hubiera establecido algunas líneas de vida.

Mis líneas de vida eran personas con las que podía hablar cuando me encontraba en un momento de esos. Establecí un par de ellas. La primera era un miembro cercano de mi familia, otra era un muy buen amigo y la tercera línea era en realidad una línea de crisis de salud mental. Todos fueron geniales y muy útiles, y entre los tres, siempre había alguien con quien podía hablar.

Si solo necesitaba a alguien con quien hablar, durante el transcurso del día, llamaba a mi amigo o a un familiar. Por lo general, me hablaban por unos minutos, me decían que todo iba a estar bien, y eso era bueno. Solo necesitaba una palmadita en la espalda ocasionalmente.

Por mucho que quisiera hablar con ellos a las cuatro de la mañana, simplemente no podía molestarlos. Entonces, cuando sentía la necesidad de hablar con alguien a esas horas, llamaba a la línea directa de crisis. Esta fue definitivamente un gran recurso. La línea contaba con consejeros capacitados, y simplemente me dejaron derramar mi corazón. Suena raro ahora, pero el teléfono y el anonimato lo hicieron fácil. Simplemente descargaba mi mente, de forma gratuita, y ellos escuchaban. Me tranquilizaban, me animaban, y fueron una gran ayuda para ayudarme a superar la fase traumática de mi divorcio.

Establecer y saber quiénes son sus líneas de vida, antes de que los necesite, es algo que debe hacer de inmediato. Puedes elegir en quien confiar. La Familia y los amigos son alguien natural a quienes acudir. Sin embargo, si usted no tiene a alguien con quien se sienta a gusto, entonces encuentre las líneas directas de crisis en su área. Frecuentemente estas son administradas por iglesias, hospitales, el condado, o en mi caso por el programa de asistencia al empleado. Encuentre los números telefónicos y prográmelos hoy en su teléfono celular. De esta manera usted estará listo cuando los necesite. En este momento desgraciadamente, no sabe cuando va a suceder esto.

Guías Legales Personales - Un Gran Recurso

Los abogados son caros y asistir a una reunión con su abogado sin ningún tipo de preparación le costará cientos de dólares en honorarios legales mientras responde preguntas simples.

Si está leyendo este libro, le gustan los libros y ya está buscando respuestas en su vida. Esto es genial. Usted se está preparando educándose sobre el tema del divorcio. Mantenga ese espíritu y salga y cómprese una guía legal. Puede encontrarlos en cualquier librería o en cualquier minorista en línea que venda libros.

Le recomiendo de todo corazón conseguir una. A la larga, pueden ser útiles para educarlo en cualquier situación legal, desde la ley de herencia hasta las preguntas sobre bienes raíces. Sin embargo, estos siempre tienen un capítulo básico sobre el matrimonio y la ley de divorcio. Esto generalmente se conoce como "derecho familiar". Lea este capítulo dos veces. Lo digo en serio dos veces. Esto le permitirá tener un conocimiento básico de cómo trabaja la ley familiar y le dará la oportunidad de hablar inteligente y desde un punto de vista educado con su abogado. Lo hará estar más preparado para su divorcio y será de gran ayuda para su abogado.

Asuma Sus Decisiones

El divorcio es una experiencia altamente personal. Ninguna experiencia de una persona será igual a la de alguien más. Usted necesita tener esto en cuenta desde el principio. Me di cuenta de esto al inicio de mi divorcio, y también me di cuenta de que las decisiones que hiciera en ese momento eran solo mías e iban a afectarme por el resto de mi vida.

Debido a que las decisiones que usted tome en este punto serán permanentes y debido al hecho de que la experiencia es tan personal, usted necesita definir su camino solo. Usted necesita tomar el control de sus decisiones. Necesita ser el que las haga y necesita asumir la responsabilidad cuando las haga.

Sería mucho más fácil dejar que otras personas le digan qué hacer. Confíe en mí, lo van a intentar. Sus amigos le darán consejos. Su familia va a intervenir. Su abogado le van a decir qué hacer. Su esposa puede incluso decirle qué hacer. Escuche y absorba, es bueno tener otras perspectivas, pero usted debe ser el que tome la decisión final. Haga lo que sea mejor para usted y su familia.

No Permita Que Sus Amigos Y Compañeros Definan Esto

Cuando sus amigos y su familia oyen por primera vez que usted está en medio de una crisis de divorcio sus reacciones pueden ser un poco extrañas. Usted espera simpatía de la mayoría de las personas, pero con demasiada frecuencia su "apoyo" puede asumir el sentimiento de enojo.

De hecho, encontré mucho de esto cuando comenzó mi divorcio. La gente me derramaba su alma y me contaba sus propias experiencias con la infidelidad y el divorcio. Escuchaba y reflexionaba sobre mi propia situación y esperaba escuchar palabras de consejo y sabiduría que fueran útiles. Pero no escuché muchas ideas constructivas.

Lo que sí oí fueron varias sugerencias de violencia y lamentos por no haberlo hecho durante su propia crisis.

En poco tiempo, tuve un momento de epifanía. Lo que la gente empezaba a mostrarme desde que era miembro del "Club del Divorcio", eran sus propias emociones sin resolver y todavía enredadas con respecto a sus propios divorcios. Muchas personas no procesan el divorcio o se separan de una manera analítica y emocionalmente saludable y, en cambio, se quedan con arrepentimientos y amargura. Estos sentimientos parecen brotar cuando sienten que están con alguien que siente lo mismo.

Me di cuenta de esto, y lo utilicé esto como una inspiración. Me di cuenta de que muchas personas que había conocido durante años todavía llevaban sufrimientos y angustias sin procesar, así como dolores, remordimientos y tristezas por sus divorcios. Esto es lo que sucede cuando entierra uno su dolor y se niega a hacer el trabajo necesario para sanar.

Resolví que no me iba a convertir en una de esas personas y que iba a trabajar mi divorcio en una forma que me permitiera sanar, y salir solo con unas cuantas cicatrices.

Descarté sus odiosos epítetos dirigidos a mi esposa y, en cambio, me centré en el objetivo de mi propia curación. Este era mi propio camino y tenía toda la intención de establecer el camino que debía seguir hacia la nueva felicidad.

Perdón Y Sanación Son Los Objetivos

Tenía muchos conflictos al inicio de mi divorcio sobre cuáles deberían ser mis objetivos. ¿Debería enfocarme en arruinarle la vida a mi esposa en la corte?, ¿Debería irme del país y empezar una nueva vida? Honestamente, no tenía idea en qué enfocarme.

Me tomó un largo tiempo, pero me di cuenta cual debería ser mi objetivo. Era un doble objetivo: el sanar y el perdón. Ahora bien, mientras escribo esto, tengo que admitir que suena un poco soso, pero con toda honestidad, no lo es. Es un acto completamente auto motivado, que al final ayuda a otros también. Permítanme explicarlo.

Cuando usted se enfrenta a una crisis como la que ahora enfrenta, realmente está en una encrucijada. Solo puede seguir uno y otro camino. O tomará el camino que lo deja emocionalmente marcado y amargado por la experiencia, o tomará el camino que lo llevará a ser un individuo más fuerte que se ha curado y ha crecido a partir de la experiencia.

Si usted se aferra a todo el dolor, sufrimiento y tristeza que siente ahora, inevitablemente terminará siendo una persona amargada. Esto solo paralizará cualquier relación futura a cualquier nivel, y no llevará a ningún buen lugar. La única forma en que usted (y su consejero) podrán asumir la carga del dolor, el sufrimiento y la tristeza, es a través del acto del perdón sincero.

Dependiendo de cuándo esté leyendo esto, es posible que ni siquiera crea que es posible. Créame, hubo una época en la que yo tampoco lo creía. Esa es una de las razones por las que busqué un consejero espiritual para que formar parte de mi equipo de cerebros. El acto del perdón es un asunto espiritual. Es un trabajo duro y, a veces, todavía lucho con él ahora, pero entiendo lo necesario que fue y sigue siendo.

Por su bien y el bienestar de sus futuras relaciones y por su propia salud emocional, haga del perdón su objetivo. Solo a través de este acto, usted realmente va a sanar y va a seguir adelante con su vida como un hombre completo.

EAP

Si usted está como yo estaba, y usted nunca buscó o sintió la necesidad de un consejero o de ayuda en una crisis en su vida, probablemente no sepa adonde voltear ahora. Esto es frustrante y mi estado emocional no estaba como para tener paciencia. Así que acudí a mi EAP y fue un muy buen lugar para empezar.

EAP significa Programa de Asistencia al Empleado y es un beneficio común ofrecido por las empresas en estos días. La idea es que, una persona emocionalmente equilibrada y centrada, será un mejor empleado en todos los aspectos. Son un gran recurso.

La mayoría de las compañías contratan a un contratista externo para proporcionar este servicio. Póngase en contacto con ellos y ellos lo conectarán con los recursos del plan después de una breve consulta. En general, hay tantas sesiones gratuitas, o las sesiones son muy baratas. Todo esto depende del plan de su empresa. Para averiguar si su empresa tiene un EAP, comuníquese con su departamento de recursos humanos.

Lo primero que me preocupaba con EAP es que mi información privada pudiera ser canalizada de alguna manera a mi empleador. No se preocupes por esto Existen leyes de privacidad para asegurarse de que esto no suceda. Los EAP están restringidos por las mismas leyes de confidencialidad que los médicos.

Soy un gran admirador de los EAP y al principio utilicé el plan de mi empresa (más tarde comencé a ver a un consejero con más antecedentes espirituales). Fue muy fácil de usar y la característica que encontré más útil fue el hecho de que siempre estaba disponible el EAP a través de una línea de crisis, y me conectó con asesores locales capacitados para ayudarme a enfrentar mis problemas de una manera amigable y rápida. La primera vez que hablé a EAP y les conté mi situación fue un Viernes en la noche cerca de las 10 de la noche. Ellos hicieron posible que pudiera estar en la oficina de un consejero profesional a las 11am a siguiente mañana.

Haciendo un Esfuerzo de Buena Fe

Esta sección puede ser un poco polémica. Sin embargo, creo que sería negligente de mi parte si no escribiera un poco sobre tratar de reconciliarse con su esposa.

Luché contra esto bastante. Cuando me enfrenté por primera vez con el divorcio y la infidelidad, me llené de emociones negativas y la idea de tratar de reconciliarme con mi esposa me enfermaba físicamente. Luego fui y hablé con algunos de mi equipo de cerebros que le he descrito y surgió una nueva visión. Esta era que, si no hacía un esfuerzo de buena fe para reconciliarme con mi esposa, existía una muy buena posibilidad de que estuviera plagado de dudas sobre cómo había manejado mi divorcio y me preguntaría si podría haber salvado la situación. Tendría que vivir con esto por el resto de mi vida. La certeza de que había intentado todo me ofreció (y lo hace hasta hoy) el cierre y me ayudó a sanar.

Me tragué mi orgullo y miré más allá de la infidelidad, e intenté ver a mi esposa como la mujer de la que me había enamorado, no la mujer que me había roto el corazón. La llamé y le dije que quería que fuéramos a la consejería juntos. Lo hicimos.

Al final nada cambió y el divorcio se finalizó. Sin embargo, el intento me ayudo al cierre final que estaba buscando.

Como escribí anteriormente, este es su viaje y el camino que sigua será definido solo por usted. Sin embargo, le recomiendo encarecidamente que considere esto. En Árabe, las palabras para verdad y perdón son ambos los nombres para Dios. Este es un mensaje poderoso de cuán importantes son estos dos conceptos. Antes de desechar esta idea del todo, abra su mente y vea la verdad de que su esposa ha sido una persona importante en su vida y abra su corazón a la posibilidad de perdonarla.

No le diré que va a funcionar. No fue así en mi caso, sin embargo, no lamenté ni por un segundo las decisiones que tomé para intentar reparar lo que teníamos. Al final, la decisión que tome es solo suya.

Establecer Líneas De Tiempo

Abrir la puerta y trabajar hacia la reconciliación, aunque sea infructuoso, será útil para su estado mental y su conciencia. Intentó todo lo que pudo. Yo hice exactamente eso. Sin embargo, agregué una línea de tiempo a la ecuación que me ayudó a mantener todo en perspectiva.

Hice un trato conmigo mismo de que iba a poner mi vida en espera durante seis meses. No iba a salir con nadie, o participar en alguna actividad sexual, o seguir adelante con los trámites de divorcio, como el presentar solicitudes o refinanciar la casa solo a mi nombre.

El objetivo de esto era doble. Primero, me dio la oportunidad de que el tiempo de reconciliación se desarrollarse. Las emociones estaban confusas y corrían fuertemente a la mitad de mi divorcio. Hacer una pausa me ofreció la oportunidad de que esas emociones se calmaran y de poner a prueba su sinceridad.

La segunda razón por la que elegí hacer esto fue porque permitió que mis propias emociones se calmaran. Específicamente, ayudó a que mi ira y mi dolor disminuyeran para que pudiera, con la ayuda de mi equipo de cerebros, tomara decisiones racionales y serenas. Las decisiones de pánico son siempre decisiones que deben ser cuestionadas.

Mi objetivo durante esta línea de tiempo era simplemente restablecer una conexión con mi esposa y comenzar el proceso de curación. Al final de los seis meses, si aún nos encontrábamos en consejería, habría escogido extender la línea de tiempo y continuar trabajando para la curación y la reconciliación. Al final esto no sucedió. Al final de los seis meses, nada había cambiado y tomé la decisión de seguir adelante con mi divorcio.

Establecer una línea de tiempo y escribirlo en un calendario o poner la fecha en su teléfono celular lo ayudará a mantenerse al día. Servirá como un hito medible de progreso y creará un momento en el que usted pueda volver a ver el progreso o la falta de este. En su divorcio, le recomiendo que establezca líneas de tiempo para ayudarlo a mantenerse al día, ya sea para completar el divorcio o para reconstruir su matrimonio.

El Divorcio Es Caro

Siempre he sido un gran fanático de ahorrar dinero y odio las tarjetas de crédito. Sin embargo cuando al principio me golpeó mi divorcio, mi fanatismo empezó a flaquear. Pensé que mi vida había terminado, así que poder gastar dinero me hacía feliz. Hice esto por un tiempo, hasta que finalmente, me di cuenta de cuánto puede costar un divorcio y cuánto tenía que perder.

En este punto dejé de gastar a lo tonto e invertí en tratar de acumular lo más que pudiera.

Esto no quiere decir que no pueda gastar algo de dinero. Sin duda, yo gasté un poco de dinero viajando e intentando mantenerme sano, pero también usted debería estar consciente de cuánto está gastando y cuánto dinero hay en reserva. Los divorcios son caros y necesitará gastar una buena cantidad de dinero.

Olvídese de los abogados, donde yo vivo cuesta $ 300.00 USD solo por presentar sus papeles en el condado. Esta es un pensamiento que invita a la reflexión.

Acumúle Dinero para Emergencias

Desafortunadamente, mientras que el matrimonio se trata de romance, el divorcio se trata de dinero, activos y negocios. Este es el lado negativo del matrimonio. Como tal, los divorcios tienden a consumir efectivo a una tasa alarmante. Siento tener que decírtelo.
Esto fue cierto en mi divorcio. No podía creer lo rápido que se acumulaban las facturas. Vivía en un departamento, mientras aún pagaba la hipoteca de mi casa, por lo que había dos hogares para mantener. Los pagos conjuntos del seguro, los honorarios de los abogados, los honorarios de los tribunales y los costos de asesoramiento se acumularon rápidamente y mi antiguo fondo de emergencia se redujo. Esto fue solo otra capa de estrés para mí. Sin embargo, la alternativa aún peor hubiera sido tener que financiar mi divorcio. Piénselo. Tener que pagar intereses por el privilegio de tener mi mundo destrozado. Eso era algo que simplemente no haría.

Bueno, empecé una campaña de austeridad para liberar dinero. Quité todo lo que no era esencial. Corté mis asignaciones al 401k , cancelé el cable y aumenté los deducibles de seguro. Vendí inversiones (a veces incluso con pérdidas) y dejé de pagar deudas (mantuve los mínimos) para asegurarme que tenía suficiente efectivo disponible para hacer frente a todas las facturas. No fue fácil, pero no me arrepiento ni siquiera de una de las decisiones que tomé. De todos los problemas que enfrenté durante mi divorcio, me enorgullece decir que el flujo de efectivo no fue uno de ellos.

Estos son los pasos que tomé para asegurarme de que mi divorcio estuviera bien financiado. No estoy diciendo que tenga que hacer lo mismo. De hecho, le digo que antes de tomar cualquier decisión, debe hablar con un asesor financiero calificado y con licencia, así como con su abogado de divorcio. De esa manera usted sabe que está recibiendo un asesoramiento calificado y competente. Sin embargo, vea hacia delante por un momento y comience a pensar sobre cómo va usted a juntar el dinero para asegurarse que ese dinero no es una de las crisis que usted tenga que enfrentar. No se va a arrepentir de planear un poco por adelantado.

Refúgiese en un Hotel

Después de que mi esposa me anunció que quería el divorcio y salió de nuestra casa, me resultó muy difícil estar allí. Había recordatorios de nuestra vida aparentemente feliz en todas partes y me dolía mirarlos. Podía escapar e ir a trabajar, pero a veces necesitaba alejarme y esconderme para mantener mi cordura. Un hotel me ofreció el escape perfecto y no debe tener miedo de registrarse en uno por una o dos noches.

Dentro de las cuatro paredes anónimas de una habitación de hotel, a veces incluso podía olvidar lo que estaba sucediendo en mi vida y simplemente dormir tranquilamente. No diré que era completamente saludable, pero a veces fingía que estaba en un viaje de negocios y que todo estaba bien en casa. Cerraba los ojos, me iba a dormir (a menudo con la ayuda de algunas pastillas para dormir recetadas que mi médico) y me despertaba un poco más descansado de lo que hubiera estado pasando una noche sin dormir en casa.

Un hotel no es la única opción. Quizá un amigo suyo tenga una cabaña o su familia tenga una casa de campo. Probablemente sus padres o amigos tengan un cuarto de visitas donde pueda pasar la noche. Donde sea que termine, entienda que es completamente normal y comprensible si usted quiere estar lejos de su casa para recargar sus baterías.

Cómo Evitar Que Su Mente Se Acelere.

Tengo una mente hiperactiva que a menudo he tenido problemas para controlar. Puede mantenerme despierto pensando en los triunfos y las derrotas del día y de lo que se avecina. Sin embargo, se iba a toda marcha ante todas las perspectivas, posibilidades y desafíos de un divorcio. Honestamente, no podía reducir la velocidad lo suficiente para dormir y la falta de sueño causaba ansiedad que solo alimentaba el problema. Fue un ciclo autodestructivo y tortuoso.

Primero recurrí a pastillas para dormir con receta para tratar este problema. Me ponían a dormir por unas horas y me despertaba y comenzaba el proceso nuevamente. Así pasó durante unos meses.

Entonces descubrí un método para apagar mi mente por mi cuenta que era mucho más saludable.

Iba a hacer ejercicio poco antes de acostarme. Ya estaría cansado de trabajar durante el día, y esto me llevaba más al ámbito del agotamiento mental y físico. También me acercaba más a dormirme. Me acostaba y si mi mente empezara a correr (con frecuencia), volvería a repetir la Oración del Señor una y otra vez en mi cabeza. Fui criado como católico (no practico actualmente) y este era un mantra familiar. Seguiría repitiendo la oración una y otra vez en mi cabeza y el ruido blanco ahogaba mi mente acelerada. Eventualmente me quedaba dormido. Me tomó un tiempo ser realmente bueno en esto, pero finalmente la práctica dio sus frutos y las carreras se convirtieron en un problema cada vez menor.

Deshágase De Todas Sus Armas

Soy propietario de armas y lo he sido desde el huracán Katrina en 2005. Me gusta tener un arma en casa para protección personal. Sin embargo, este es un lujo que no podía darme después de que empezó mi divorcio. Tiene que darse cuenta de esto ahora mismo usted también.

Para mi el riesgo tenía dos caras. Iba a hacerme daño una de esas noches o iba a herir a otra persona alguna otra noche. Un arma es una forma fácil de hacer
ambas cosas y no me iba a arriesgar.

Así que una mañana empaqué mi arma y la llevé a casa de mis padres. Les pedí que me la guardaran por un tiempo y que no me la regresaran aún si yo se los pedía. Ellos estuvieron más que felices de hacerlo ya que ellos también estaban preocupados por esto.

También me aseguré de hacerle saber a mi esposa que había hecho esto. Quería tratar de calmar la situación y esto parece que ayudó un poco. No arreglo la situación pero evitó que se hiciera peor. Un arma en casa puede llevarlo a eso.

Si usted es propietario de un arma y está pasando por un divorcio, lleve y coloque sus armas en un lugar seguro y fuera de su alcance. Las noches largas y los malos pensamientos no van bien con las armas en la casa y no puede correr el riesgo. Considere esto como una inversión necesaria en su supervivencia y la protección de si mismo y de otros. Es precisamente lo que debe hacer. En este momento es más probable que usted hiera a alguien con una pistola que el que usted la use para protección.

Ponga Todos Sus Papeles En Orden

La primera noche que mi esposa me dijo que quería el divorcio, me dejó pasmado. Ella se fue de la casa tranquilamente y yo me quedé completamente solo. Estaba cerca de un ataque de pánico y un poco fuera de mi. No recuerdo mucho de lo que pasó. Esto no me sorprende. Sin embargo si recuerdo un poco.

Fui a mi oficina y empecé a buscar los papeles de la hipoteca. No se ni lo que estaba buscando pero busque todo. No logre hacer mucho pero estaba en el camino correcto.

Una cosa que rápidamente me quedó en claro, es toda la gran cantidad de papeleo que se necesita para obtener un divorcio. Usted necesita los documentos de su hipoteca para refinanciar, y las licencias de matrimonio para presentar sus papeles en la corte. Necesita sus documentos relacionados con sus impuestos y sus estados bancarios. Usted también necesita poder mostrar los valores de sus inversiones antes de casarse y los certificados del pago del impuesto predial. Todo esto es un poco sobrecogedor.

Revisé todo y encontré lo más que pude. Busqué entre pilas de papeles, y entre cajas y entre los archivos y organicé todo. Ningún burócrata en el mundo podía encontrar deficiencias en el trabajo que hice. Ya que no podía dormir, tenía mucho tiempo libre.

Siga mi ejemplo. Obtenga todo tipo de documentación oficial, cotéjela y organícela. Usted puede que necesite discutirlos con su abogado, el abogado de su esposa, un preparador de impuestos, un oficial del condado o un juez de divorcios. Usted y su esposa puede que no estén hablándose y la única forma de obtener la información que necesita es el tener la documentación en sus manos. Haga esto tan pronto como se crea capaz y usted estará bien preparado para todo el papeleo que va a necesitar completar para salir de este horrible capítulo en su vida.

Otra idea que quisiera agregar es que, una vez que tenga todos sus documentos, haga otro juego. De esta manera usted puede rápida y convenientemente darle un juego a su esposa si usted y su abogado deciden que esto es necesario.

Cambie Sus Claves

Esta es una precaución muy importante que debe tomar en la etapa temprana de su divorcio. Desafortunadamente, como he dicho, usted ya no pude confiar en su esposa. Usted va a necesitar asegurarse de que pude hacer cosas, como mandar emails o transacciones bancarias, sin temor a que ella se inmiscuya. Usted especialmente necesita proteger sus correos electrónicos. Estos pueden contener información confidencial, como comunicaciones entre usted y su abogado de divorcio. Usted realmente no quiere que ella lea esto.

Siéntese y haga una lista de todas sus cuentas. Esta lista debe como mínimo incluir:

- Cuentas bancarias en línea
- Tarjetas de Crédito
- Correos Electrónicos
- Sistema de pagos en línea (como PayPal)

- Cuentas de Inversiones y Retiro

Cree claves completamente nuevas. Asegúrese de no haberlas usado antes. También asegúrese que no es una clave que ella pueda ser capaz de adivinar. Encuentre o cree algo oscuro e inescrutable. Esto le asegurará que su nueva clave secreta se mantiene secreta. Además hágase a sí mismo un favor y escriba esta clave en algún lugar donde ella no la pueda encontrar. Descubrí que mi memoria se veía afectada por la tensión emocional, el estrés y la falta de sueño.

Asegúrese De Que Todo Lo Que Le Importa Está A Salvo

Es difícil de decir y aún más difícil de aceptar pero cuando una pareja está en la mitad de una crisis de divorcio ya no pueden confiar el uno en el otro. La unión de fidelidad se rompe y la gente llega a hacer cosas realmente despreciable unos a otros. En ocasiones, una pareja se concentra solamente en molestar a la otra y le da por destruir, vender o robar posesiones que son importante para la otra persona.

Un amigo mío tenía una colección de monedas de su abuelo la cual fue robada por su esposa separada. Él estaba devastado. Yo me aseguré de que esto no me pasara.

Una de las primeras cosas que hice para protegerme a mi mismo y a mis bienes más importantes fue el ir a rentar una caja de depósito en un banco comercial. Todo el proceso costó $ 50.00 USD. Y yo era la única persona con acceso a la caja.

Puse todo lo que era para mi valioso e importante en esa caja. Esto incluía algunas joyas, antigüedades, oro y documentos importantes. Todo lo demás en la casa podía ser reemplazado. Saber que todo lo que no era reemplazable estaba bajo candado me ayudó a dormir mejor.

Ahora, esto no es una invitación para que usted tome lo que no es suyo y lo esconda de su esposa. Para ser más específico sobre lo que puede o no puede poner en su caja de seguridad, consulte con su abogado.

Abra una Cuenta Bancaria Individual

Como una simple necesidad, usted va a necesitar una cuenta bancaria individual. Una a la que su esposa no tenga acceso. Usted debe abrir una lo más pronto posible. Ahora, con respecto a la cantidad a retirar de su cuenta mancomunada, es mejor que hable con su abogado sobre esto. Lo mismo es cierto para los pagos de salarios, dividendos, rentas, regalías y demás. Sin embargo va a necesitar un lugar seguro en el cual usted pueda depositar dinero y desde el cual pueda usted pueda pagar sus cuentas. Una cuenta mancomunada no va a servir para esto y puede terminar dejándolo seco si su esposa decide tomar todo el dinero. Vaya a abrir su cuenta individual ahora mismo.

No Esconda Dinero

Al principio de mi divorcio yo entré en pánico por el dinero. De repente estaba sobrecogido por el miedo de no poder pagar mi casa yo solo, pagar mis cuentas, deudas y empezar una vida nueva. Saqué los papeles de la hipoteca y los estados bancarios y los estudié para asegurarme que sabía todo su contenido y no iba a tener ninguna sorpresa. Esto estuvo bien.

Otra cosa que hice fue pensar en cómo iba a esconder mis ahorros de mi esposa para protegerlos en caso de un mal divorcio. Estudié y confabule y planee formas de esconder todo.

Al final, no fue necesario esconder el dinero, pero eso no importaba. Estaba contento de no haber escondido nada. En caso de que el divorcio se volviera contencioso, el esconder el dinero iba a convertirse un serio problema. También podía meterme en problemas con el juez de divorcios ya que es ilegal en la mayoría de las situaciones.

Para mi, el pensar en esconder el dinero fue una reacción al dolor pero hubiera sido un horrible error. Si usted tiene bienes que valgan la pena proteger y quiere estar seguro de que permanezcan a su lado, su abogado es la persona ideal para que le informe. Hable con él lo antes posible. Él le puede dar el consejo adecuado con respecto a lo que es legal y permisible, y también puede aconsejarlo sobre aquello que lo pude llevar a problemas legales. Él es su consejero legal y usted necesita confiar en él. No caiga en conspiraciones macabras.

Haga Y Guarde Una Caja De Recuerdos

Uno de mis primeros instintos, cuando me vi delante de mi divorcio, fue destruir todo lo que me conectaba a mi matrimonio o que me lo recordaba. Estaba tan mal que hasta quemé mi certificado de matrimonio.

Me arrepentí antes de que las llamas se hubieran apagado, pero era muy tarde. Fue un momento aleccionador para mi y me mostró lo lejos que podía ir expresando mi dolor.

Tenía miedo de que en un ataque de desolación, pudiera hacer lo mismo con los álbumes de fotos y los regalos que me dio mi esposa. A pesar de lo enojado que estaba, sabía que lo iba a lamentar posteriormente si lo hacía. Así que hice una caja.

Todo lo que quería proteger era demasiado grande para ponerlo en una caja de depósitos bancaria. Así que eché todo en una caja grande y la llevé a casa de un amigo. Cerré muy bien la caja con tape para asegurar mi privacidad. Le pedí que la guardara hasta que regresara por ella. Le pedí que la mantuviera a salvo. El lo hizo como un amigo fiel.

Una vez que se calmó la tormenta y que mis emociones estaban menos a flor de piel, fui por mi caja. Todo estaba ahí bien asegurado y me dio gusto ver que había protegido estas cosas.

Le recomiendo hacer lo mimo en su divorcio. Tome lo que sea más importante de su matrimonio o que representa su matrimonio y guárdelo en una caja. El removerlos de casa le ayudará a sobrellevarlo un poco y usted estará contento más delante de haberlas salvado. No tire todo ahora cuando su pasión y sus emociones están a su más alto nivel. Si usted quiere tirar todo, usted puede hacerlo más adelante.

No Se Le Olvide Su Crédito

Una de las cosas que más se descuida en un divorcio son los créditos conjuntos. Mientras usted sigue casado, usted y su esposa comparten una historia crediticia. Usted pude tener cuentas conjuntas y usted probablemente tenga contratos de crédito, como una hipoteca. Esto puede representar un gran riesgo. Por ejemplo, usted y su esposa comparten una tarjeta de crédito. Ella huye y se va a un lugar tropical con su nuevo amante y pone al máximo su tarjeta. Esto crea dos problemas potenciales. El primero es que usted no tiene ya control de una fuente financiera. Si ella usa todo el crédito y usted necesita ese crédito ¿Qué se supone que tiene que hacer? Además, debido a que su nombre continúa en la cuenta, puede que tenga que terminar pagando el viaje del amante, sin importar lo que el juez de divorcio diga, solo salve su crédito. Nadie tiene que pasar por esto.

Bueno, hay algunas cosas que usted puede hacer para prevenir la tormenta que se avecina. El primer orden del día es obtener una copia de su reporte de crédito. Le recomiendo darse de alta en un servicio de monitoreo del crédito por la duración de su divorcio. Estas le mandarán alertas si algo raro sucede, y le darán acceso a sus puntuaciones de tres buros de crédito mensualmente. Esto último es muy importante. En cualquier servicio que contrate, asegúrese que tiene acceso a los tres reportes de los tres buros de crédito (Experian, Equifax y Transunion).

Una vez que tenga su reporte siéntese y estúdielo. Determine cual es el estado de cada cuenta. También vea si hay algo que no reconoce. Es triste decirlo, pero usted no pude confiar en su esposa en este momento, por lo tanto vea si no hay nada fuera de lugar. Si encuentra algo, asegúrese de que sabe lo que es antes de actuar.

Si tiene cuentas mancomunadas, considere cerrarlas después de consultar con su abogado para cerciorarse que está bien hacerlo. En algunos casos, pude que usted no pueda hacerlo por tener un balance pendiente. Si ese es el caso contacte a la compañía financiera y discuta su situación con ellos. Vea qué se puede hacer. En algunos casos pueden retirar su nombre de las cuentas o cerrar las cuentas y expedir nuevas. En esencia usted está tratando de limitar el impacto que, su esposa separada, pueda tener en sus finanzas. Usted no está tratando de herirla o de alterar su vida en ninguna forma, solo quiere cerciorarse de tener el control de sus recursos. Usted, por supuesto hará esto con el consejo de un abogado calificado.

El último paso que usted probablemente quiera considerar es el poner un congelamiento de seguridad en sus créditos. Este congelamiento en sus cuentas es para asegurarse de que no se puedan abrir cuentas fraudulentas. Insisto, desafortunadamente no puede confiar en su esposa en este momento. De hecho ella tiene acceso a materiales muy privados y el robo de identidad no está fuera de la imaginación. Para expedir un congelamiento de seguridad, usted tiene que contactar cada uno de los tres buros de crédito por escrito vía correo certificado. Para más información visite www.experian.com, www.equifax.com, y www.transuion.com.

Una vez que haya completado estos pasos, sus finanzas estarán un poco más seguras. Usted ha logrado un paso que le ofrecerá a su vida alguna estabilidad. Por lo menos hablando financieramente.

Hable Con Su Jefe

Hablar con su jefe es una decisión importante que usted necesita tomar cuando su divorcio empieza. Sea honesto con usted mismo. Su vida hogareña es un desastre y su corazón está hecho pedazos. Mucha gente (incluyéndome a mi mismo) se lanza al trabajo. Sin embargo, ya que su corazón no esta realmente en el trabajo y su mente anda vagando en el desastre que todavía tienen que limpiar, el producto de su trabajo puede sufrir. Usted debe admitir esto y aceptarlo. Es la verdad.

Yo hablé con mi esposo y fui lo suficiente afortunado de tener un supervisor que se preocupara. La primera cosa que hizo fue ofrecerme que tomara tiempo personal. Realmente le agradecí la oferta, pero lo último que quería es tener tiempo de descanso. De hecho ya estaba temiendo el tiempo vacacional que venía venir en unas pocas semanas. Cuando estaba en casa en lo único que pensaba era en mi miseria. El trabajo era lo que por lo menos, me distraía.

Le dije que lo iba a pensar, pero le pedí un favor. Le pedí que pusiera especial atención en el desempeño de mi trabajo (en aquel entonces era gerente de ventas) y que me dejara saber si notaba algún deterioro. Me dijo que así lo iba a hacer. También hizo su trabajo y se aseguró de que yo sabía del plan de salud EAP que proporcionaba la compañía. El no sabía que en ese momento ya estaba hablando con ellos casi cada noche desde hacía una semana.

No le voy a aconsejar si debe o no hablar con su supervisor. No estoy calificado para hacerlo. Lo que si voy a hacer, sin embargo, es decirle que usted tiene que decidir si va o no va a hablar con su jefe. Tome su decisión antes de que sea forzado a hacerlo y tenga un plan. Solo usted sabe su propia situación y lo que es mejor para usted.

Prescripciones Médicas

Nunca me han gustado las prescripciones médicas. Cuando me han dado pastillas para el dolor, raramente las he tomado. Pero esto no me limitó para tratar de sobrevivir al dolor y ansiedad que sentía con prescripciones médicas. Por supuesto estas me fueron recetadas por mi doctor.

Fui con mi doctora y le dije lo que estaba pasando. Ella me habló sobre varias opciones y sobre mi estado. Identificamos los problemas principales. Primero, no podía pasar el día sin ataques de pánico. Estos eran normales debido a mi situación. También le dije que no podía dormir. Aún con medicina de mostrador no me podía dormir y estaba preocupado por tener que tomar más cantidad.

Después de hablar, me dijo que me iba a recetar dos cosas. Lo primero era un auxiliar para el sueño y el otro era una medicina para la ansiedad.

Pasé por un par de diferentes medicinas para dormir antes de encontrar una que no formara habito y que me permitiera dormir. Si usted está tomando medicinas para ayudarlo a dormir, ponga mucha atención en los efectos secundarios. La primera que tomé, honestamente me daba alucinaciones y estoy seguro de que caminaba dormido y que le mandé mensajes de texto a mi exesposa de los que no tengo memoria. Ninguno de estos efectos me ayudó. Le comuniqué estos efectos a mi doctora y al final encontramos uno que servía y no daba problemas. Honestamente no creo que hubiera dormido lo suficiente para mantenerme cuerdo durante esta crisis sin las pastillas. Ya no las tomo, pero fueron un salvavidas en el momento.

Las pastillas anti-ansiedad fueron otra historia. Dejé de tomarlas muy pronto. Los efectos de estas pastillas eran extremadamente notables. Me hacían estar como en el espacio y letárgico. No me gustaba el efecto de estas pastillas para nada. Tenía miedo de manejar y el trabajar resultaba más difícil. No podía enfocar mi mente (asumo que ese era su propósito). Decidí que no era como quería vivir mi vida y deje de tomarlas.

Cuando le dije esto a mi doctora, ella estuvo de acuerdo en que dejara de tomar las pastillas anti-ansiedad. Dijo que la terapia de la conversación, como la que estaba llevando con mi consejero habían mostrado reducir la ansiedad también. Decidí que mis sesiones semanales de consejería iban a ser suficientes para mi ansiedad.

Cualesquiera que sean las medicinas que usted y su doctor decidan para usted, le recomiendo poner atención y tomar nota sobre sus efectos en usted. Algunas de ellas le pueden ayudar pero otras puede que no. No tenga miedo de tomar la decisión de que algunas medicinas no son buenas para usted. Pero, como siempre, discuta esto con su doctor antes y nunca se auto medique.

Conclusión

Los pasos e ideas que se han listado en este capítulo no intentan hacer su mundo mejor. Esto es un proceso continuo que va a venir con el tiempo. Estos pasos, sin embargo, junto con las técnicas de control que son listadas en el siguiente capítulo, le ayudarán a controlar la tensión en la que se encuentra, así como también a empezar el proceso de recuperación. Usted está en el camino para lograr salir del nada agradable proceso del divorcio. Tome crédito por lo que ha logrado. Está haciéndolo increíble.

Capítulo 3
Desarrollando Técnicas De Afrontamiento

Una vez que usted ha estabilizado su situación, y que usted tiene construido un sistema de apoyo y que usted ha puesto todos sus asuntos en orden, aún no ha terminado. Como le he dicho antes en este libro, un divorcio lleva tiempo. Yo ciertamente sentí que vivía en una especie de limbo, sumergido entre dos mundos. No estaba realmente casado y al mismo tiempo tampoco era un hombre completamente soltero. No quería empezar a salir hasta que todo hubiera finalizado entre mi esposa y yo. Quería mantener la puerta abierta. Y también estaba todavía muy herido en el corazón y en el alma y necesitaba respirar un poco de felicidad nuevamente en mi vida.

Lo que necesitaba eran técnicas que me ayudaran a pasar el tiempo y a pasarla bien así como también liberar un poco mi carga mental en una forma que no creara un nuevo estrés en mi vida. Este es el objetivo de este capítulo. En las siguientes páginas voy a discutir todos los consejos y trucos que usé para ayudarme a pasar el tiempo, pasarla bien y mantenerme distraído. También usé estas técnicas para ayudarme a manejar mi estrés, soledad, depresión, corazón roto y todas las otras repercusiones negativas de mi crisis de divorcio. Como siempre es mi esperanza que usted aprenda de mis experiencias y que desarrolle métodos similares para enfrentar su continuo estrés por su propio divorcio.

Manténgase Ocupado

Uno de los grandes retos que yo experimenté durante mi crisis fue el cómo tener mis manos y mi mente ocupadas. La ociosidad era mi enemiga. Mi mente vagaba a través de los problemas y mis emociones corrían como locos del suicidio a la rabia. Era como una experiencia en una montaña rusa.

El mantenerme ocupado me ayudó a nivelarme y a alejar mi mente de los problemas.

Quiero dejar claro, esto no significaba que corría de mis problemas. Una cosa que yo descubrí rápidamente en mi propio divorcio es que hay mucho tiempo en el que usted no tiene nada productivo que hacer con respecto a su divorcio. Se termino la consejería, usted ya habrá hablado con su abogado, sus amigos y familia están trabajando y usted está solo para llenar las horas.

Llenaba mis horas de muchas formas. En ocasiones pedía prestada una hoja del libro de Malcom X y me sentaba y copiaba el diccionario a mano. Esto resulto realmente de ayuda cuando no podía dormir y me calmaba un poco. También me ayudaba a que mi mente no se acelerara.

También me fui como voluntario durante las primeras etapas de mi divorcio. Esto es especialmente de ayuda como una influencia positiva ya que me ayudaba a subirme el ánimo. También me permitía salir y socializar con gente que no sabía sobre mi divorcio. Cuando estaba con gente que sabía sobre mi divorcio, la conversación siempre giraba hacia ese tema. Pero con estas personas anónimas las conversaciones no eran tan profundas. Solo era una conversación amigable y sin sentido.

También me puse a hacer varias tareas alrededor de la casa. Limpiaba todo lo que necesitaba ser limpiado o que había olvidado limpiar. Reparé la plataforma de madera. Puse un nuevo pasto. Planté flores y podé arboles. Me río ahora, pero hasta salí y compré un pulidor de pisos para los pisos de madera.

En ocasiones, si hubiera llegado usted a mi casa en los inicios de mi divorcio, me hubiera encontrado a las cuatro de la mañana, sin camisa de rodillas tallando el linóleo con un cepillo de mano. Cualquier cosa para mantener mi mente ocupada.

Su trabajo puede llenar mucho del tiempo de su semana, pero recuerde que no puede llenarlo todo. Usted va a necesitar tener una lista de actividades que usted puede hacer por sí mismo para mantenerlo ocupado. Haga lo que quiera que le traiga paz. Váyase de pesca, talle madera, trabaje en su carro, limpie, sea voluntario o copie páginas del diccionario. Solo asegúrese de tener algo que hacer. Esta es una habilidad básica de control en la que puede confiar.

Oblíguese A Ser Sociable

Junto con el tema de encontrar cosas que hacer para llenar sus horas libres con actividades positivas, usted necesita obligarse a sí mismo a ser más sociable.

Yo realmente tenía que forzarme a mi mismo para ver a mis amigos y a mi familia. Pero esto no significa que eran una mala compañía, por el contrario. Sin embargo, mientras estaba trabajando en mi crisis de divorcio, habían largos periodos cuando yo no quería estar alrededor de nadie. Estaba exhausto y me sentía miserable, y todo lo que realmente quería era revolcarme en mi propia miseria hasta que me pudiera dormir o quedara inconsciente.

Me di cuenta de esto en el primer mes de mi crisis y decidí que iba a forzarme a ser social. Iba a aceptar cualquier invitación que me hicieran sin importar cuanto quisiera irme a mi casa y meterme en mi cama. Afortunadamente tuve muchas invitaciones y mis amigos me mantuvieron muy ocupado. Fueron excelentes.

Esto resulto ser una gran ayuda para mi. Salía y generalmente pasaba un buen rato. Hablaba con otras personas. Algunas de ellas eran divorciadas y comparábamos notas. Algunos de ellos eran solteros y verlos me recordaba que pronto iba a ser nuevamente soltero. Hasta traté de flirtear inocentemente un par de veces.

El beneficio en general de ser social fue doble. Primero, me ayudó a evitar la trampa de la depresión. Estar alrededor de otras personas me hizo sentir mucho mejor. Cuando estaba solo se me subía a la cabeza más fácilmente la miseria y la desesperación. Cuando estaba con otras personas, estas emociones tendían a mantenerse a distancia. Igualmente el estar en un grupo y salir a hacer algo, me recordó que mi vida no terminaba con mi divorcio. Recordé al mismo tiempo, que la vida seguía y que iba a disfrutarla.

Cuando iba finalmente a casa y me iba a dormir después de pasar un rato con amigos y familia, generalmente estaba más cansado que antes, pero me sentía mejor y como resultado, me podía dormir más fácilmente.

Salga y haga lo mismo. Esfuércese por ser sociable.

Escriba Cosas

Por casi año de que comenzara mi crisis de divorcio, mi mente estuvo confusa. Siempre me había enorgullecido de tener un pensamiento fríamente racional y lógico. Sin embargo, esto se fue por el hoyo y no regresó por un tiempo. Entraba un pensamiento en mi cabeza sobre consejería y antes de que pudiera atraparlo en mi cabeza, algo más tomaba su lugar y el primer pensamiento desaparecía.

Me di cuenta de que lo que necesitaba era tener siempre conmigo una libreta pequeña. Esto me permitía escribir los pensamientos que tenía cuando los tenía para así poder revisarlos en un momento más conveniente. Generalmente estos pensamientos eran sobre consejería, tareas a realizar para asegurar mi hogar y revisar que mis asuntos personales estaban en orden, o discusiones que quería tener con mi esposa separada.

Encontré que esta práctica era increíblemente eficaz para ayudarme a organizar mis ideas. Me ayudó a mejorar mi habilidad para lidiar con mis sesiones de terapia y con la comunicación con mi esposa. Le recomiendo que siga mi ejemplo y empiece a tomar notas de su vida.

Diarios De Estado De Ánimo

Encontré que uno de los ejercicios que mi segundo consejero me dio fue de tanta ayuda que quiero pasarle el concepto a usted. Voy a hacerlo por si no ha salido este tema en sus sesiones de consejería todavía o por si usted no hizo caso de mi consejo anterior y usted no ha ido a consejería. Esto es como una extensión de mi consejo de escribir sus pensamientos.

Esta tarea es un "Diario de Estados de Ánimo". Es una idea simple. Durante el día, generalmente cada hora, escribía notas rápidas de cómo me estaba sintiendo. Específicamente, mi estado de ánimo. ¿cómo me sentía? ¿me sentía optimista? ¿Me sentía desesperado?

Esto me ayudó a entender cómo me sentía durante el día y me ayudó a reconocer los patrones de cuándo me sentía solo, aislado y sin esperanza. En pocas palabras, me permitía ver cuándo experimentaba periodos de sentimientos negativos durante el día.

Esto probó ser de mucha ayuda en términos de cómo manejar estos sentimientos negativos. Ahora bien, los sentimientos negativos en un divorcio son seguramente de esperarse. Pero, me di cuenta de que era susceptible a tener estos sentimientos con más frecuencia en ciertos periodos de tiempo. Por ejemplo, por la tarde al caer la noche, experimentaba un alza en emociones negativas. Esto es en gran parte debido a que estaba cansado del trabajo del día y estaba experimentando una baja de azúcar en la sangre. Al usar mi diario de estados de ánimo, podía identificar caídas como estas y estaba en una posición de lidiar más efectivamente con estos sentimientos y de prevenirlos. Por ejemplo, en las tardes me aseguraba de tener un bocadillo. Además de seguir mis estados de ánimo, también estaba tomando nota de mis patrones de sueño y escribía cualquier sueño que estuviera teniendo. De igual manera, el reconocer estos patrones me ayudó a desarrollar estrategias para combatirlos. El diario de sueños también me ayudó a explorar emociones más sutiles en mi consejería, como el miedo al abandono.

Todas estas autoobservaciones y registros de información nos permitieron tanto a mi consejero como a mi, ver de una forma más completa mi estado de bienestar. Esto a su vez nos ayudó a tratar asuntos específicos que me ayudaron en gran manera para incrementar mi habilidad para superarlos y reconstruir mi vida. ¡Le recomiendo encarecidamente hacer autoobservaciones similares!

Entréguese A Un Poder Superior

En los programas de doce pasos en todo el mundo la gente recita la oración de la serenidad. Esta oración es simplemente una oración a Dios (sin especificar cual) pidiendo ayuda para enfrentar crisis – sin importar la que sea.

En mi crisis de divorcio, durante todo el tiempo, recité mi propia versión de la oración de serenidad. Se convirtió en una parte muy importante de mis habilidades para salir adelante. Este no es un libro sobre religión y ciertamente no estoy aquí para predicar o hacer proselitismo, pero le recomiendo, como una forma de salir adelante, que usted diga su propia oración cuando usted esté estresado, solo, desanimado, sintiéndose abandonado o cuando siente que el peso de la carga que lleva.

Mi oración propia era simple. Le pedía a Dios cinco cosas que me ayudaran para sobrevivir a mi dura experiencia. Todo el tiempo eran las mismas. Las cinco cosas eran:

- Fuerza – para seguir adelante y reconstruir mi vida
- Coraje – para enfrentar los retos que venían
- Sabiduría – para comprender cómo me estaba sintiendo y ver la justa dimensión de las cosas.
- Paciencia – Un divorcio es un proceso largo que en ocasiones toma mucho más tiempo del que usted pensaba que era razonable. La paciencia es absolutamente necesaria.
- Gracia – Para perdonar y trabajar en mi propia recuperación, mi familia y la gente que se preocupaba por mi.

Esta fue mi oración y la estoy incluyendo tan solo como ejemplo. Vea dentro de su corazón y decida qué es lo que usted necesita y lo que le ayudaría a usted para perdonar, seguir adelante y reconstruir su vida. Ore por esto cuando tenga un mal momento o en cuando esté luchando.

El Ejercicio Es Excelente

Mi primer conejero me recomendó hacer ejercicio como una de mis habilidades para sobrellevar mis problemas. No le voy a mentir, nunca había sido una persona que hiciera ejercicio hasta ese punto.

Estaba dispuesto a tratar cualquier cosa así que fui a inscribirme en un gimnasio. Esto no resultó. Estaba batallando con depresión en ese momento y lo último que quería realmente era salir de casa para sentirme gordo en un cuarto lleno de gente bonita. Mantuve mi membresía, pero nunca fui.

Lo que hice en lugar de eso, es ir a mi tienda de descuento local y comprar una máquina de esquiar y una máquina de remo. Me costaron ambas $ 20.00 USD. No eran último modelo ni las mejores pero yo podía armarlas en la privacidad de mi propia casa y podía hacer ejercicio hasta terminar exhausto.

Hacía ejercicio en estas máquinas hasta que derramaba mi sudor y sentía que mi corazón iba a explotar. Pero noté algunos cambios positivos que le atribuyo a las máquinas.

En primer lugar, cuando hacía ejercicio notaba que mi estado de ánimo mejoraba. Me sentía más positivo sobre el desastre en que se había convertido mi vida. En serio. Sentía que era más capaz de enfrentar mis problemas y esto fue de gran ayuda. En segundo lugar, me di cuenta de que podía dormir mejor. Podía hacer ejercicio en esas máquinas por un par de horas y terminar físicamente exhausto, con un estado de ánimo más positivo. Esto me ayudó a dormir y el sueño extra me ayudó después con mi estado de ánimo. Por último, cuando estaba en las máquinas, me di cuenta de que mi mente se alejaba de los problemas de mi vida y mi mente estaba en blanco. Esto fue grandioso para mi. Una hora en la que no pensaba sobre mi divorcio era rara y me subía a las máquinas con la esperanza de tener más de estos momentos.

Le recomiendo de corazón que también haga un plan de cualquier tipo de ejercicio físico en su plan de supervivencia de divorcio. Puede ser simple y usted no necesita gastar mucho dinero. Compre una curda para brincar si el dinero o el espacio son limitados. Yo compré una cuerda para brincar cuando estaba en mi departamento (más de eso más adelante) y lograba los mismos efectos. Salga con amigos y juegue basquetbol. Salga a correr. Solo haga algo físico para llevar a su mente a otras cosas y poner su compás mental en un buen lugar.

Salga al Aire Libre

Una de las mejores maneras que encontré de sacar los problemas de mi mente y recargar mis baterías, fue salir. Literalmente, solo el salir afuera me hacía sentirme mejor. Mi ánimo se elevaba y me sentía mucho más positivo sobre los retos que me esperaban y sobre mi vida.

En el área donde vivo hay muchas opciones para recreación al aire libre. Montañas, parques, lagos, y ríos que están muy cerca y que son fácilmente accesibles. Me iba a caminar y a hacer senderismo. Iba en kayak. Iba en bicicleta. Todo esto me sirvió y me ofreció otra forma de hacer ejercicio.

Si el espacio es limitado, o usted está en un ambiente urbano, usted tiene dos opciones. Puede salirse de la ciudad e ir a un lugar más campestre por un rato. Esta es una posibilidad tan solo si su vida lo permite y si usted puede tomarse el tiempo. Sin embargo siempre puede ir por una caminata en su vecindario.

Como ejercicio, salga de su casa y camine 20 cuadras. En muchos casos esto es como dos millas. Todo el proceso no le tomará más de media hora aproximadamente. Pregúntese a sí mismo cómo se siente. ¿Se siente mejor que antes? Mi experiencia sugiere que usted se sentirá mejor.

La Miseria Busca Compañía – Amigos Divorciados

En mi situación personal, cuando hablaba con mis amigos y conocidos sobre mi divorcio, me asombraba ver cuantos de ellos estaban deseosos de hablar sobre sus propios divorcios. Esta gente parecía subir como hiedra al sol del verano. Estaba asombrado. Nunca había sabido sobre divorcios pasados o presentes por los que mis amigos habían pasado. Aparentemente ahora que yo estaba en el mío, era miembro del club. A estas personas les gustaba hablar de sus divorcios y yo los escuchaba y les hablaba sobre el mío y ellos escuchaban.

Nos manteníamos informados mutuamente del progreso de nuestros divorcios. Hablábamos sobre tropiezos que habíamos tenido a lo largo del camino. Comparábamos notas y conforme nuestra amistad crecía, hablábamos de nuestros sentimientos. Estas conversaciones, en momentos, se volvió muy personal y generalmente involucraba una gran cantidad de confianza y conocimiento personal. En verdad valoraba, antes y ahora, la apertura, honestidad y conexión que yo experimenté en esas relaciones.

Estas conversaciones y las amistades íntimas nuevas fueron muy valiosas para mi por muchas razones. Ellos me mostraron que el camino que estaba caminando era uno ya caminado por mucha gente. Gente que yo conocía por largo tiempo también estaban caminando secretamente por las mismas penurias que yo. Bueno, se sentía bien ver que no estaba solo. Estoy seguro de que esta es una de las razones por las que esta gente se abría conmigo. También era agradable comparar divorcios. En algunos casos, aprendí varios consejos y trucos que me ayudaron a simplificar mis propios procedimientos. En muchos casos estas conversaciones y comidas se convirtieron en un pequeño grupo de apoyo uno a uno.

Este tipo de oportunidad puede haber sido única para mi. Honestamente no estoy seguro hasta hoy. Por alguna razón, por primera vez en mi vida, la gente se abría conmigo. Me siento honrado porque lo hacían. Estas relaciones puede que solo se hayan desarrollado como tal. Sin embargo, usted también puede encontrar este fenómeno en su divorcio. Espérelo y espere que las oportunidades se presenten por sí mismas. Si se presentan, aprovéchelas con una mente abierta y vea lo que le pueden ofrecer.

Justamente el otro día, conforme estoy escribiendo este manuscrito, me di cuenta de que era mi turno de cumplir este rol para otra persona. Me dijeron sobre sus dificultades maritales y les hablé abiertamente sobre mi divorcio. Al final, me agradecieron y dijeron que era bueno solo hablar con alguien que había estado en la misma situación. Yo sonreí y me reí un poco mientras pensaba cómo realmente se completaba un círculo.

Grupos de Soporte de Compañeros

La intima conexión con otra persona, que de hecho he descrito arriba puede que se las encuentre en el camino. Puede que no. Depende tanto en la suerte como de usted. Sin embargo, usted puede salir y buscar la oportunidad de hablar con otros que están viviendo las mismas dificultades que usted esta viviendo y que han caminado por el mismo fuego. Usted puede hacer esto a través del grupo de soporte de compañeros. Si usted no ha encontrado uno en su área, usted hasta puede empezar el suyo propio.

Si usted vive en una ciudad grande, lo más seguro es que haya uno, es más, posiblemente hayan varios grupos de apoyo de divorciados. Las iglesias frecuentemente apadrinan estos eventos. Puede que hasta estén divididos en grupos de hombres y mujeres.

Una gran fuente para este tipo de cosas es el sitio web meetup.com. Este sitio web de organización social es de gran ayuda para hacer que gente con intereses similares, se reúna. Le recomiendo que usted, por lo menos busque en este sitio, grupos en su área. Muy seguro, encontrará uno.

Fui a un grupo en mi área. De hecho fui algunas veces. Lo encontré de beneficio, pero era a una hora en la que era inconveniente para mi debido a mi trabajo. Además, ya había construido un grupo de apoyo fuerte con todos mis amigos divorciados, mi familia, mi consejero y mi grupo de cerebros. Por eso, debo confesarlo, dejé de asistir. Sin embargo, por lo menos exploré las opciones a mi alcance. Le recomiendo que haga lo mismo.

Redecorando para Reducir el Estrés

Uno de los más grandes retos que yo enfrenté durante mi divorcio, fue el hacer las paces con mi casa. Todo en ella me recodaba mi matrimonio y mi divorcio que rápidamente se estaba convirtiendo en un problema que consumía todo mi tiempo. Por un tiempo, simplemente encontré el problema de mi casa y el vivir ahí, sobrecogedor y me fui a vivir a un departamento por un tiempo. También tenía la esperanza de una reconciliación con mi esposa y no tenía ninguna prisa en cambiar las cosas por si esto sucedía.

Eventualmente me vi en la necesidad de enfrentar el hecho de que necesitaba vivir en mi casa, pero necesitaba hacer del lugar algo en donde pudiera estar a gusto. Un amigo mío me sugirió redecorar un poco para que se viera como un nuevo espacio y le hice caso.

Hice mucha decoración antes de darlo por terminado. Pinté las paredes, y moví mi recámara a otro espacio donde no pudiera asociarlo con la intimidad en mi matrimonio. Esto creó una recámara en la que podía dormir más fácilmente.

También reacomodé los muebles y colgué nuevas obras de arte. Cuando terminé, mi casa se veía completamente diferente de lo que era durante mi matrimonio.

Este paso me permitió tener un sentimiento de un nuevo inicio y esta es en gran parte la causa por la cual puedo vivir en esta casa hasta este día.

Construya Una Zona De Seguridad

Una cosa de la que me di cuenta pronto en mi crisis de divorcio fue el hecho de que mi casa había dejado de ser mi casa. Se había convertido en un santuario a recuerdos pasados. Donde veía, encontraba fotos y recuerdos de mi vida anterior. Era intolerable en ocasiones. Pronto se convirtió en un campo de batalla. Mi esposa y yo todavía éramos propietarios de una casa y estábamos en el proceso de pelear por lo que había ahí. Peleábamos constantemente. Al principio, en ocasiones, sentía que iba a estallar. Y quiero decir en todas las formas que usted pueda concebir. Buenas y muy malas. Algo tenía que suceder. Y sucedió que ese fui yo. Me salí de la casa.

En un principio pasé algunas noches en hoteles para salirme de ahí. Sin embargo, había tomado la monumental decisión de darle la espalda a lo que había sido un hogar feliz para establecer uno nuevo. Busqué crear no solo un hogar, pero un refugio seguro donde pudiera soportar la tormenta que me imaginaba que iba a ser mi divorcio.

Salí y encontré el lugar perfecto. Era un departamento para estudiantes cerca de la universidad. Estaba amueblado e incluía en la renta todos los servicios. Era contrato de mes por mes. Era la opción perfecta para un estudiante universitario y para refugiados casados como yo.

La mejor parte de todo fue que mi nombre no aparecía en ningún lugar excepto en el contrato. No había teléfono a mi nombre. Los servicios no estaban a mi nombre. Nada. Hubiera sido muy difícil para alguien encontrarme ahí. Lo mantuve en secreto. Era mi base secreta. Me río ahora, pero me hacía sentir como un agente secreto con mi propia casita de refugio. Pero era perfecto.

Terminé pasando seis meses en esta casa de seguridad. No habían recuerdos que me preocuparan y notaba que mi sueño mejoraba. El activo más importante que compré al huir de mi casa, era perspectiva. Salirme del constante bullicio y rugir del divorcio me permitió dar un paso atrás y tener una mejor visión del panorama general. La tranquilidad le permitió a mi mente tener tiempo para pensar y procesar y le dio la oportunidad a mis sentimientos para normalizarse. Haría la misma decisión ahora si tuviera que hacer nuevamente. También le recomiendo que si puede, usted establezca su propia casa de seguridad.

Ahora, antes de que usted vaya y se convierta en un agente secreto, usted necesita discutir las ramificaciones de esta decisión con su abogado. En muchos casos, una decisión como esta puede tener repercusiones con respecto a sus derechos de propiedad en su sentencia de divorcio. Este es un aspecto muy real que necesita ser considerado y usted necesita saber todas las opciones que tiene. Sin embargo si su abogado le da luz verde a la idea, haga su propia pequeña base y retírese por un rato. Estoy seguro de que si no sucede nada más, por lo menos dormirá mejor. Solo por esto vale la pena.

El Correo Electrónico Es Una Excelente Forma De Comunicación

Voy a decirles en este momento que odio los mensajes de texto. Creo que son un medio de comunicación que hace muy mal trabajo en la comunicación. Lo uso lo menos posible. Cuando estaba pasando por mi divorcio, esta parecía ser la única forma en que mi esposa podía hablarme en aquel entonces. Eso me hacía enojar y me confundía mucho. Nunca sabía realmente lo que estaba diciendo. Las sutilezas y la comunicación no verbal estaban borradas y me dejaban dudas sobre lo que realmente quería decir. Finalmente un día decidí que ya era suficiente.

Le dije que ya no me iba a comunicar por mensajes de texto. Pero, no podíamos estar en un mismo lugar en ese momento y necesitábamos una forma de comunicación. Las conversaciones por teléfono terminaban en discusiones que no eran productivas ni agradables. Así que le propuse el correo electrónico y este trabajo bastante bien.

El correo electrónico tiene muchos puntos positivos como medio de comunicación en un divorcio. Primero, pude ser lo suficientemente largo para explicar extensamente lo que quiere decir. Los mensajes de texto lo confinan a uno a tan solo 150 caracteres, y esto simplemente no es suficiente para explicar una idea compleja. Segundo, los correos electrónicos pueden dilatarse. Usted no necesita responder a nada inmediatamente como lo haría en una conversación telefónica. Esto ayuda a calmar los ánimos y no enojarse. Además, el correo electrónico es impersonal. Ya que usted no tiene contacto con la persona cara a cara o por teléfono, usted puede decir cosas que pueden ser duras. Esto hace las conversaciones más fáciles ya que el componente emocional es removido.

Otra gran función de la comunicación por correo electrónico es que le permite considerar lo que escribió antes de enviarlo. Frecuentemente le escribía correos electrónicos a mi esposa y los guardaba como borradores. Entonces, me daba 24 horas y veía si todavía quería enviarlo. Si así era, lo enviaba. Si no, lo borraba. Borré más correos electrónicos de los que mandé en realidad.

El último beneficio del correo electrónico es que puede ser útil más adelante en su proceso de divorcio. Esto es porque los correos electrónicos crean un registro de comunicación. Hay leyes que gobiernan el grabado de conversaciones telefónicas y los mensajes de texto pueden ser fácilmente borrados. Pero los correos electrónicos se quedan en su bandeja de entrada hasta que usted los borre. Esta es una simple precaución, pero su abogado puede encontrarle un uso a cualquier registro de comunicación si el divorcio se vuelve controversial. Usted nunca sabe así que empiece a planear desde ahora.

Hablar Con Usted Mismo No Significa Que Esté Loco

Cuando estaba creciendo, cualquiera que estaba hablando consigo mismo estaba automáticamente loco. Permítame decirle que yo hablo conmigo mismo todo el tiempo y no estoy loco. Esto era específicamente cierto durante mi divorcio.

Estaba solo en mi departamento y mi mente daba vueltas. Bueno, frecuentemente me ayudaba el trabajar mis ideas y pensamientos dándoles voz. Iba de una idea a otra y le daba vueltas mucho más fácil de esta forma. También en ocasiones el decir las cosas en voz alta me ayudaban a aceptarlas un poco más fácil. Por ejemplo, "Voy a obtener un divorcio". Cuando esta frase esta en su mente, es muy fácil pretender que no es real; diciéndola en voz alta la hace mucho más real y me forzaba a encargarme de él.

También en ocasiones de estrés, la gente trabaja en sus ideas verbalmente por sí mismos. Permítame asegurarle que esto no significa que usted está loco. Lejos de ello, en realidad. Esto significa que usted está procesando tanto las emociones como los pensamientos de una forma saludable.

Solo procure hacerlo cuando está solo. ¡Cuando maneja de y al trabajo es un momento perfecto!

Diviértase….. Está bien

El divorcio tiene el odioso hábito de robarse en ocasiones la felicidad de la gente y de poner su vida boca abajo. Mientras que antes su vida consistía en comidas -BBQs y vacaciones, ahora usted encuentra que es sobre citas de abogados y citas de consejería y ataques de llanto. No es nada divertido.

Bueno, va a depender de usted el inyectarle un poco de colorida felicidad al paisaje gris que es su vida. Solo usted puede hacerlo. Yo traté de hacerlo muchas veces. En realidad, en cada oportunidad que tenía.

Me consentí a mi mismo en ocasiones. Desarrollé un gusto por los pedicuras. No se ría hasta que usted lo haya tratado. Son de hecho increíblemente relajantes. Yo salté en paracaidas. Me reinventé en mi tiempo libre. Anduve en bote, manejé motos y pesqué.

También me fui de vacaciones durante ese horrible año. Si. En medio de mi divorcio. Salí del país y me fui a una playa tropical por un tiempo. El estar a 3000 millas lejos de mis problemas tuvo un efecto en mi.

En el caso de mis vacaciones, las usé como una recompensa. Finalmente había refinanciado la casa y había presentado mis papeles finales de divorcio. Todo lo que había que hacer era esperar el periodo que es requerido por mi estado. Fue un mes muy difícil y había tenido que trabajar muy duro para tener todo hecho y mantener mi trabajo al mismo tiempo. Estaba cansado de cuerpo y alma y aún no había terminado todo. Todavía tenía que enfrentar la audiencia final y cualquier sorpresa que pudiera surgir en el camino. Así que usé las vacaciones como una recompensa por el arduo trabajo y como una oportunidad de recargar mis baterías para el empujón final que me venía.

Considere recompensarse a sí mismo con algo divertido cuando haya alcanzado cada meta. Psicológicamente, esto lo puede ayudar a seguir empujando hasta el final. También le va a dar algo qué esperar y lo ayudará a mantenerse motivado. Usted necesita tener algo de diversión en su vida, pero siempre puede usar esto como un motivador para terminar con todo el proceso.

Cree Una Nueva Rutina

Se sabe que la vida en prisión se hace más simple al tener una rutina. Las mentes tienden a encontrar confort en hábitos simples que ofrecen confort y predictibilidad. Si usted está enfrentando un divorcio, su vida de repente se ha vuelto todo menos predecible. Los hábitos comunes y confortables que usted y su esposa compartían se han ido de repente.

Para mi, uno de los cambios más difíciles fue el que mi esposa no me recibiera cuando llegaba a casa del trabajo. Todas las noches, cuando llegaba a casa, ella me recibía con un abrazo y un beso. Era algo simple y mundano pero no supe lo que mucho que significaba al darlo por hecho. Cuando se fue, sentí su ausencia como un aire frío de invierno en mi cara.

Hubieron otros muchos cambios que tenía que enfrentar de repente, que eran nuevos y no eran bienvenidos. Frecuentemente encontraba nuevos retos y encontraba su falta de predictibilidad como un infierno. No podía hacer que el dolor y la soledad se fueran, pero podía crear una nueva rutina que le ayudara a mi mente a lidiar con estos cambios y encontrar confort. Hice justo eso.

Empecé por asegurarme de hacer ejercicio cada día. Y hasta de la misma forma todos los días. La caminadora, después la escaladora, después la máquina de remo. Ejercitaba la misma cantidad de tiempo todos los días. Lavaba la ropa los Sábados y limpiaba la casa los Domingos y después jugaba golf con un amigo que era muy paciente y de gran ayuda. Cada fin de semana, sin escusas. También me dio por comer mucho comidas para llevar en la sala en vez de cocinar la cena y comer en la mesa de la cocina como lo habíamos hecho cuando nuestro matrimonio estaba bien. Fue un poco difícil. Me forcé a empezar a cocinar y a comer en la cocina, aunque me di el gusto de poner una Tele y un DVD para ver películas mientras cenaba solo. Esto hizo más confortable la cocina y, a la vez, no quitaba los sentimientos negativos que tenía pero por lo menos me permitía aguantarlos. Recuerde, si usted escucha música mientras el dentista taladra su diente, usted sabe que él está taladrando pero puede resistir un poco mejor.

Trabaje arduamente en establecer una rutina en su vida. Esto le ayudará a salir adelante. No deje de hacer las cosas que hace regularmente. Si usted va al gimnasio los Lunes, Miércoles y Viernes, no lo suspenda. Si usted cocina la cena o el desayuno, siga haciéndolo. Si pasa tiempo con amigos y familia regularmente, haga el esfuerzo por mantener esas citas. Oblíguese a mantener una rutina aún si no tiene ganas. La continuidad de las rutinas en su vida, así como la adición de nuevas le ayudará en gran manera a proveerle estabilidad, confort y una forma de enfrentar todos esos sentimientos que usted tiene y que tiene dificultades para enfrentar.

El Sueño es Esencial

El lidiar con la presión de un divorcio lo va a desgastar. Esto es especialmente cierto si todo lo demás en su vida va a continuar (y en muchos caso es así). Usted estará trabajando, cuidando de sus responsabilidades personales y de su familia como antes, pero ahora, usted tendrá muchos asuntos y estrés emocional que necesita recibir atención también. Todo esto va a agotar sus reservas físicas, emocionales y mentales.

El sueño es la forma natural en la que su cuerpo repone sus reserva, y usted va a necesitarlo mucho, y en gran cantidad. Cuando estaba en un principio enfrentando todo esto, tenía miedo de dormir (cuando podía) por largos periodos. Tenía miedo de que fuera un síntoma de depresión. Si estaba durmiendo doce horas al día, pensaba que eso significaba que estaba huyendo de la realidad, hundiéndome en un fondo de soledad, desesperación y depresión.

Bueno, después de hablar con uno de mis consejeros sobre la necesidad de dormir tanto fisiológica como psicológica, y de la forma en la que la fatiga es la forma en la que el cuerpo le previene que tiene baja energía, me di cuenta de que dormir está bien. De hecho está más que bien. Era necesario para mi salud en ese momento más que nunca antes.

Como siempre, lo animo a trabajar con un consejero profesional durante esta crisis. Sin embargo, quiero asegurarle que dormir, aún por largos periodos de lo acostumbrado, es una forma completamente natural de su cuerpo para enfrentar la tensión adicional que usted está enfrentando.

Esto no le da a usted licencia para que se quede tirado en la cama todo el día todos los días, pero usted necesita saber que dormir por largos periodos está bien. Si le preocupa a usted lo mucho que está durmiendo, siempre puede discutirlo con su consejero o con su doctor.

La Meditación es Genial

A la mitad de una crisis de divorcio, su mente frecuentemente empieza a correr por todas partes. Yo me encontraba atrapado en toda clase batallas de conflictos emocionales. En un momento trataba de reconciliarme con mi esposa y al siguiente estaba ideando formas para molestarla más. Era confuso por decir lo menos y emocionalmente agotador. Debido a todas estas emociones conflictivas, encontré muy difícil pensar claramente en ciertos momentos.

Encontré que la meditación me ayudaba a mantener mi mente ocupada y a enfocarme en mis pensamientos por más tiempo. Use cuatro tipos de meditación y todos fueron útiles, solo que de diferente manera.

Primeramente, iba a un jardín público en mi área cuando sabía que iba a estar solo. Hay muchas bancas de piedra en estos jardines y encontraba una alejada y me sentaba. Cerraba mis ojos y solo trataba de oír los sonidos alrededor de mi. Me di cuenta de que esto me ayudaba bastante y hasta podía hacerlo en mi descanso de comida. Me gustaba escuchar el sonido de la lluvia y esto era lo que más me calmaba y tranquilizaba.

Después, iba por largas caminatas generalmente en la noche cuando no podía dormir. El tiempo que pasaba solo aunado con la actividad, me permitía pensar más claramente y me ayudaba a distraerme. Ahora bien, no recomiendo hacer esto en todos los vecindarios, y usted necesita ser cauto de cómo lo hace.

Cuando encontré que mi mente estaba más hiperactiva y estaba corriendo a mil kilómetros por minuto (un efecto común de vivir una crisis como el divorcio), la única forma en la que podía calmarla era por medio de proveerle actividades estructuradas sin sentido. Había oído de gente famosa copiando libros en prisión. Malcom X copió el diccionario cuando estaba en prisión. Esto me pareció como una tarea perfecta para calmar mi mente acelerada. Decidí copiar el libro de los Salmos de la Biblia. Me sentaba y escribía Salmos cuando necesitaba que mi mente se calmara. Lo hacía hasta por dos horas y cuando terminaba, siempre me sentía en paz y mi mente se había calmado. Cuando terminaba, me sentía en más control de mi mismo y de mis emociones.

La última actividad de meditación que hice fue ir al cine. Puede parecer raro, pero me servía de maravilla. Siempre he sido una persona un poco hiperactiva y raramente estoy haciendo una sola cosa al mismo tiempo. Sin embargo, me di cuenta de que pagando un boleto de cine y sentándome ahí en la oscuridad, me podía solo sentar y salirme de mi vida por una o dos horas. No me estaba escondiendo de mis problemas, pero me permitía apretarles el botón de pausa en más de una ocasión. Donde vivo, hay un cine barato de segunda. Los boletos son baratos y siempre encontraba algo que ver. Ver una película me ayudaba en muchas ocasiones.

Usted trate de encontrar una forma positiva para relajarse y calmarse. Esto será crucial para enfrentar su divorcio. Desafortunadamente muchos hombres tratan de esconder sus problemas, negando que existen y tomando hasta que los olvidan. Yo hice esto al menos en una ocasión y a veces en mas de una mientras encaraba el shock de mi divorcio. Sin embargo me di cuenta de que estas no eran formas que me ayudaran y reenfoqué mis esfuerzos.

Solo unas ideas de meditación positiva como actividades son:

- Tome una clase de yoga
- Haga ejercicio
- Escriba un libro a mano
- Vaya al cine
- Siéntese en un jardín
- Empiece a pintar, dibujar o hacer cerámica
- Plante un jardín
- Vaya de pesca
- Escuche música
- Ore

Cualquiera de estas cosas lo ayudará a limpiar su mente. Lo importante es que usted desarrolle una técnica para calmarse cuando siente que la ansiedad empieza a ahogarlo.

Compañía Femenina Segura

Cerca de los tres meses en mi divorcio, una mujer en el trabajo me pidió que le diera un aventón a su casa. Era solo un favor y ella no tenía otras intenciones. Sin embargo, había sido un día largo y duro y estábamos los dos cansados y hambrientos. Pienso que estaba demasiado cansado y bajé la guardia Le pregunté si quería acompañarme a cenar. Puede que no lo crea, pero yo tampoco tenía otra intención más que cenar.

Terminamos en uno de mis restaurantes favoritos (me gusta porque se que están abiertos hasta tarde) para tener una muy buena cena. Hablamos. Probablemente estábamos los dos muy cansados y nos relajamos un poco. Ella acababa de pasar por una ruptura y probablemente estaba un poco sola. Ciertamente yo lo estaba. La miseria ama la compañía. Terminamos hablando por horas. Terminamos por conocernos bien. Era el tipo de plática que uno tiene en una primera cita, pero ninguno de nosotros pensamos esta como una cita. En realidad yo no estaba listo. Pero, se sintió increíble el solo ir y cenar con una mujer. Hasta este punto, mi vida social con el sexo débil había estado en cero. Se sintió un poco raro, pero se sintió bien al mismo tiempo. La llevé a su casa y hasta ahí quedó.

De regreso a casa, pensé, en realidad me puse a pensar. Yo me pregunté a mi mismo por qué había sido tan agradable para mi. Me di cuenta de que me gustaba pasar tiempo con mujeres y me gustaba su compañía. No soy un monje. Me gusta hacer sonreír a una mujer y hablar con ella. El flujo y la conversación fue diferente de las pláticas que tenía con mis amigos. Había estado extrañando mucho en mi vida esto y esa cena me hizo darme cuenta de ello.

Más extraño aún más para mi, fue el hecho de que no tenía deseos de tener una relación a un nivel más físico. Probablemente todavía estaba adormecido por mi divorcio y en mi mente todavía la esperanza de una reconciliación. De todos modos, fue un gran primer paso, después de nueve años de matrimonio, el estar fuera con otra mujer, uno a uno. Nos vimos mucho más y esta mujer se convirtió en una de mis mejores amigas hasta este día.

Les cuento esta historia para ilustrar mi punto en este libro. Los hombres tienen un deseo natural de estar alrededor de mujeres. Nos gustan. Sin embargo, como hombre casado, usted puede que tenga que limitar esto en su vida durante su divorcio. Ahora que su esposa se ha ido, usted, como yo, puede que esté sintiendo un vacío en su vida y usted pude que sienta el deseo de empezar a ver mujeres socialmente. No hay nada malo con esto. Y de hecho, puede ser muy bueno que usted empiece a reconstruir su vida social y a afinar sus habilidades de citas en una forma segura.

Sin embargo, esto viene con una buena advertencia. Tenga cuidado con involucrarse emocionalmente con otra mujer, mientras su divorcio y su matrimonio todavía son inciertos. Uno de mis mayores temores durante mi divorcio, fue que yo me involucrara emocionalmente con una mujer, solo para encontrarme con que mi esposa y yo tratáramos de reconciliarnos. En este punto, yo ultimadamente heriría a alguien que me importaba. Gracias a Dios esto nunca sucedió. Esto gracias a mi precaución y en que mantenía mis relaciones con las mujeres, durante la fase incierta de mi divorcio, a un nivel de amistad solamente.

Le recomiendo que haga lo mismo. Usted siempre puede hacer de una amiga, una amante una vez que la situación se vea más sólida y su vida sea menos incierta. Me alegro de haber esperado y creo que usted también lo estará. Esperar por algo bueno casi siempre vale la pena.

Tome Un Masaje

Esto puede que sea un consejo un poco tonto mientras su mundo está cayéndose, pero seriamente le sugiero que usted tome una hora a la semana (si puede) y vaya a darse un masaje. Yo hice esto regularmente durante mi divorcio y sigo haciéndolo hasta el día de hoy.

Esta pequeña forma de consentirse y de liberarse del estrés realmente me ayudó a resistir. Me ponía en la mesa y por una hora me salía de mi mundo. Solo me quedaba tendido y permitía que las manos de la terapista me aliviaran de toda la tensión.

Si el costo es un problema, en lugar del tiempo, hay dos opciones que recomiendo. Primero, si hay una escuela de masaje en su área, deben tener una clínica de estudiantes. Estas son mucho más baratas que una clínica de masajes con licencia y son igual de buenas. En mi área, esto me costaba $ 25.00 USD. Esto era más que bien pagado por la cantidad de relajación que me dio.

La segunda opción que yo le recomiendo es hablar con un doctor. Es posible obtener una recomendación médica para que usted reciba masajes como parte de su tratamiento médico (la depresión y la ansiedad son problemas médicos).

Esto le va a permitir facturar a su seguro por los masajes. Esto puede ayudar a bajar el precio bastante.

Si usted está nervioso sobre darse un masaje, solo haga de tripas corazón y trátelo una vez. No se va a arrepentir. A todos los que he convencido de que vayan a darse un masaje han regresado para agradecérmelo.

Tratando con la Pérdida de Compañía

Uno de los obstáculos más difíciles que tuve que pasar durante mi crisis de divorcio fue la falta de compañía. Puede que tuviera un mal día y de repente no tenía una compañera que me escuchara. Podía tener un gran día en el campo de golf y no tenía a nadie a quien contarle la historia cuando llegaba a casa. Era extraño. Honestamente era como despertar una mañana y encontrar que solo tenía un brazo. Sentía que una parte de mi se había ido.

Esto fue muy duro para mi, pero luche con esto. Encontré una forma de sobrevivir que creo que me ayudó a crecer como persona. Empecé a abrirme más a mis amigos y empecé nuevas profundas amistades que involucraban comunicación y apoyo que generalmente solo venía de mi esposa. Alguna de esas amistades eran con otras personas en medio de sus divorcios, y probablemente teníamos un poco de codependencia, pero ellos fueron y siguen siendo un apoyo para mi. Continúo atesorando muchas de estas amistades ahora, aun después de mi divorcio.

Este consejo para sobrevivir su divorcio puede que sea difícil. Si usted es una persona introvertida, abrirse un poco a nuevas personas puede ser difícil. Yo lo se porque tiendo a ser introvertido. Pero yo me forcé a mi mismo a hacerlo y encontré increíbles conexiones personales una vez que la hice.

No hay un mapa a seguir o pasos a seguir que le pueda dar. La única sugerencia es que sea bueno escuchando. La gente generalmente espera su turno para hablar y el solo oír sinceramente, le ayudará a poner los fundamentos de una comunicación real. Frecuentemente una vez que alguien se da cuenta de que usted está realmente escuchándolo, va a corresponder de la misma manera. Muy seguramente esta es como la conexión entre usted y su esposa comenzó.

Adquiera Un Amigo Peludo

Una forma de lidiar con la falta de compañía que un divorcio es el adquirir un amigo peludo. Los animales tienen una forma de amarlo incondicionalmente y esto es algo que es realmente de beneficio cuando se encuentra usted solo en un divorcio.

Necesita estar seguro de que pude cuidar un animal antes de comprar uno. Haga su tarea y trate de escoger uno de un centro de adopción. Son menos caros y muchos de ellos habrán tenido una vida tan difícil como la suya. Frecuentemente estarán felices de tener a alguien como usted.

Yo adquirí un gato a la mitad de mi divorcio como una forma de tratar mi estrés y la pérdida de la compañía de mi esposa. Realmente me ayudó en muchas ocasiones. Se subía a mis piernas y maullaba. No pedía nada de mi, solo pasar un tiempo con ella. Era más fácil y más relajante que estar con otras personas. Esto no quiere decir que fuera antisocial. Todavía pasaba mucho tiempo con tanto amigos como familia, pero la gatita estaba siempre ahí cuando llegaba a una casa vacía y me hacía sentir más confortable y hogareña.

Lidiando Con La Falta De Sexo

Una de las partes de más reto en mi divorcio fue la falta de sexo. No le voy a mentir diciendo que no tengo un apetito sexual natural y saludable. Lo tengo. Cuando estaba casado teníamos sexo frecuentemente. El sexo es más que un orgasmo, es una conexión con otra persona y una expresión de conexión. El Orgasmo solo libera las endorfinas y dopaminas que ayudan a regular su estado de ánimo. Hay muchos beneficios del sexo regular, y terminar con él súbitamente es algo que definitivamente vale la pena tratarse en este libro.

No voy a decir que la falta de sexo no me afectó seriamente. Al principio mis entrañas estaban demasiado dañadas para que el sexo fuera una posibilidad real. Mi mente no estaba enfocada y por lo tanto el sexo tomó un segundo lugar. Este no es el caso para todos. Para algunos hombres con los que he hablado, el sexo los llevó hacia delante. Ellos lo usaron como una forma de escape. Yo definitivamente puedo entender este enfoque también. Solo que yo no lo experimenté. Puede que usted experimente alguno de estos o una combinación de ambos. De cualquier forma, usted necesita algunas habilidades para salir adelante.

En la introducción de este libro, le prometí abrirme y ser honesto. Bueno, aquí esta. Cuando mi deseo sexual regresó, opté por la masturbación frecuente. Esto me ayudó un poco. Es como me imagino que la metadona es a la adicción a la heroína. No era lo mismo y lo sabía. De cualquier forma, me ayudaba a seguir adelante y pasar mi día. No hay nada malo con tomar este camino. De hecho yo lo recomiendo. Le va a ayudar con su estado de ánimo y a sobrellevar las cosas mejor.

Un hombre con el que hablé sobre su divorcio estaba pensando en voz alta alquilar una prostituta. Pensé hacer lo mismo y al final decidí no hacerlo por varias razones. Una, en general es ilegal y los problemas legales, especialmente si tiene hijos, no es lo que necesita. Dos, puede ser peligroso sin mencionar el hecho de que es explotación. Muchas de las prostitutas son chicas que huyen y menores de edad que son forzadas a este estilo de vida por otros. Usted no debería respaldar esto. Por último, no va a llenar el vacío que usted está sintiendo y usted necesita de una compañía real. Al final, he oído empíricamente, que solo lo deja sintiéndose aún más vacío y solo.

Desafortunadamente, no puedo ofrecerle una solución fácil a este problema. Lo que más quería era conexión e intimidad todo ello envuelto en sexo y no había forma de tenerlo sin una relación aparente. Lo que hice fue aceptar esto. También me prometí a mi mismo que no me iba a involucrar en relaciones sexuales por seis meses. Tomé una pausa y permití que mis emociones sanaran un poco antes de tan siquiera pensar de sexo con otra persona. Le recomiendo a todos que sigan este camino. Fue endemoniadamente difícil pero al final,
sinceramente creo que me permitió tomarme el tiempo para tener una mejor perspectiva y para estar listo para cuando el momento y la persona correcta llegan.

Conclusión

En este capítulo he tratado de exponer todas las técnicas para salir adelante que he aprendido durante mi divorcio. Estas herramientas me permitieron sobrevivir, poner a un lado mi estrés y enfocarme en el tema de la recuperación. Esto no significa que usted no pueda desarrollar sus propias técnicas, pero, estas le brindan a usted un lugar excelente por dónde empezar. Eso es lo que yo necesitaba más. Espero que estas le ayuden igualmente a usted.

Epílogo – Después De Su Divorcio

Un amigo mío tuvo un horrible accidente automovilístico algunos años atrás. Salió terriblemente lastimado y pasó meses recobrándose y aprendiendo a caminar otra vez. Hasta el día de hoy cojea al caminar. Me dijo que él piensa en el accidente todos los días de su vida. Pues bien, me gustaría decirles algo diferente, pero el divorcio es la versión emocional de este accidente.

Usted va a tener cicatrices cuando todo termine por decirse y hacerse y, de vez en cuando, el trauma viene golpeando fuerte de regreso. Fue como la primera Navidad después de mi divorcio. Un minuto estaba bien, el siguiente me encontraba llorando y pensando en todos los buenos momentos que mi esposa y yo habíamos pasado en Navidad. Llegaban de la nada. Lloraba por quince minutos y después me calmaba. Era raro. Habían pasado nueve meses desde que me había desmoronado emocionalmente por última vez.

Estaba confundido. ¿Qué había pasado? Le conté a una de mis compañeros de divorcio todo el episodio. Ella sonrió y me contó que algo similar le había pasado a ella. Algo sobre la época de fiestas había movido nuestras emociones. Esto me hizo sentir mejor.

Esto era una prueba de que, aun cuando había seguido con mi vida, todavía tenía cicatrices emocionales. Ella también. Probablemente todos las tenemos cuando salimos delante de una experiencia tan dura como un divorcio.

No estoy escribiendo esto para asustarlo. Estoy escribiendo esto para que si usted tiene una experiencia similar, no sienta que está solo. Es normal, y todo está bien. Solo es una cicatriz.

9 781729 132302